巻 頭 言

　余所行きの服を着て歌舞伎を観に出かける。
　小屋に一歩入れば，そこは非日常で抽象化された顔貌や，言葉の抑揚などの特異的な所作に満ち満ちた世界。それぞれの役者が自ら編み出した芸と伝統で役を演じるこの小屋には，時間や空間を超越した，おおよそではない独自独特の空気がある。これこそ伝統に培われた芸の真髄がなせる業であり，芸術そのものであろう。個別に分析すれば一介の芸に過ぎないが，それぞれの時代の名優たちが自らの工夫と鍛錬，そして感性によって創造しえた微妙に異なる独自性のひとつひとつが，狂的なまでの人気を得るに至って，遂に凝縮されたものと考える。医学の世界ではデータの集合体をひとつの診断の寄る辺としているが，そこにも多くの細かな，決して一瞬では捉えることのできない深遠な芸術が潜んでいるのと同じである。

　「医学は分類と統計である」と，その真髄を教育されてきた。がんの研究も細胞培養をはじめとして純系での移植継体培養が確立し，がん自体の生態もそこから類推，研究が進められ，今日の輝かしい成果が得られている。統計とはすなわち確率なので，0.05以下の事象は低確率として棄却され，確率の高い事象が全体を代表するものとされてきた。しかし，この棄却された部分で起こっていた事柄の中には，稀ではなく存在するにもかかわらず，数に隠れて表に出ないものがあったはずである。これらのほとんどは生態や生存に影響しないものが多いのだろうが，近年になってこれらの「少数派」が，がんの発生や進展に大変重要な役割を持つことが確認されて脚光を浴びた。それらこそがんの「個」であり，最後まで残存する「特異」であったのである。例えば，組織診で肺がんと大まかに分類されていたものの中に，実は数％程度で存在するさまざまな遺伝子異常が含まれていることや，大腸がんでの RAS 遺伝子変異の違い，およびさらに細かな遺伝子分類やその亜型までが明確になりつつある。
　これら特異的な表現型のがんはそれぞれに独自性を持ち，進展や進行，さらには治療に対する態度も全く異なるということがわかってきている。これとてすべて統計と分類ではあるが，これらの成果は医学黎明期に確定されたそれをはるかに凌ぎ，患者の「生」へ結びつけている。
　遺伝子異常をがん治療に直結させようとした研究は，遺伝子診断という形として今日我々の手の内にある。実に見事な芸術であるというほかない。診断を司る病理医はすなわち芸術家であり，アートを具現化する者たちであるといえよう。
　遺伝子診断は，折から叫ばれていたがん個別化治療の方向性とも相俟って，今や分子標的治療薬をはじめとするがん薬物治療の効果予測のために，必要欠くべからざる要素となっているが，この予測の道標—バイオマーカーを診断するための手段となるのが，今回のテーマである「コンパニオン診断」というわけである。患者それぞれに最善の治療法を提案できるという意味では「一期一会の治療」と言えるかもしれない。

今回の別冊は，遺伝子診断を究めようとする芸術家たちの探求が，数十年後のがん治療をどう変えていくかをご覧いただくために企画された。ゲスト編集者として参画いただいた国立がん研究センターの落合淳志博士の指揮の下，本領域のわが国における医学芸術のトップ・エンターティナーの方々によって著された各項目は，そのまま将来のがん治療の海図，絵図，宇宙図となっている。本誌が読者諸兄の研究，治療の一助となれば，望外の喜びである。

平成30年7月

三沢市立三沢病院　　坂田　優

別冊 臨床腫瘍プラクティス Ⅲ　目　次

がん治療における
　　　　　コンパニオン診断

ゲスト編集：落合淳志（国立がん研究センター先端医療開発センター長）

巻頭言 ………………………………………………………………………… 坂田　優	1

1　がん分子標的治療の個別化を進めるために
- 1）がん分子標的治療薬とバイオマーカー …………………………… 永妻晶子　5
- 2）コンパニオン診断の意義と必要性 …………………… 中西陽子・増田しのぶ　11

2　病理医が知っておきたいコンパニオン診断
- 1）呼吸器がん（EGFR, ALK, ROS1, PD-L1など） ………………… 蔦　幸治　18
- 2）乳がん（HER2） …………………………………………………… 坂谷貴司　22
- 3）消化器がん（HER2, RAS） ……………………………………… 桑田　健　26
- 4）血液がん（BCR-ABL, CCR4, CD20など） ……………………… 大島孝一　30
- 5）皮膚がん（BRAF） ………………………………………………… 森　泰昌　36

3　コンパニオン診断と品質管理
- 1）コンパニオン診断における精度管理 ………………… 鬼島　宏・増田しのぶほか　40
- 2）次世代シークエンサーを用いたマルチプレックス・コンパニオン診断
　　および遺伝子パネル検査における品質管理 ……… 畑中　豊・畑中佳奈子ほか　45

4　臨床医がコンパニオン診断の判定結果から考える治療 ………… 谷口浩也　54

5　コンパニオン診断の課題と将来展望 ……………………………… 落合淳志　61

ヴァン メディカルの好評書

安全ながん薬物療法のために
知っておきたい薬のハンドブック

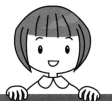

北海道大学病院腫瘍センター 副センター長／診療教授　**小松嘉人** 監修
北海道大学病院 看護師長／がん看護専門看護師　**石岡明子**　編
北海道大学病院 副看護師長／がん化学療法看護認定看護師　**三宅亜矢**

Ａ５判／268頁／並製本(２色刷)／定価（本体2,500円＋税）／送料実費

- がん薬物療法の現場でよく使われる抗悪性腫瘍薬を厳選。治療に携わる医療スタッフのために，薬剤解説とケアのポイントを見開き２頁でまとめました。
- がん薬物治療で必ず起こってくる副作用をどうやって軽減したらいいの？薬剤の血管外漏出は？ポートの管理は？など，ケアのエッセンスを呈示しました。
- **安全ながん治療を実現するために**，参考となる各種取り組みをお教えします。

2017年3月刊

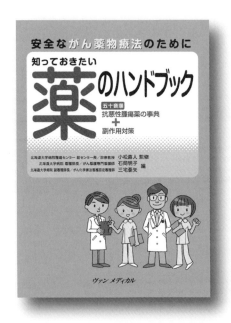

ISBN978-4-86092-125-5

本書のおもな内容

1．抗悪性腫瘍薬―ケアに必要なポイントは，これ
　がん薬物療法の現場でよく使われる抗悪性腫瘍薬の解説
　　薬剤情報：投与経路／特徴／注意事項／当該薬を用いた主なレジメン／
　　副作用の種類，頻度と発現時期など
　　看護のポイント：投与管理／副作用管理／患者指導／チェックリスト

2．がん薬物療法を受ける患者へのケア―副作用を未然に，軽度に抑える
　1）副作用別・支持療法と発生時の処置
　　① 悪心・嘔吐／② 下痢／③ 便秘／④ 発熱／⑤ 出血／⑥ 貧血／
　　⑦ 血管外漏出／⑧ 倦怠感／⑨ 食欲不振・味覚障害／⑩ 末梢神経障害／
　　⑪ 皮疹・色素沈着／⑫ 手足症候群(Hand-foot syndrome)／
　　⑬ 口腔粘膜炎／⑭ 投与時反応(アレルギー反応・アナフィラキシー，インフュージョンリアクション)／
　　⑮ 脱　毛／⑯ 性機能障害
　2）抗がん薬の曝露―あわてないで，確実な処置を
　3）ＣＶポートの管理と，その使いこなしかた

3．チームで行う安全ながん薬物療法―北海道大学病院の取り組み
　1）各種院内委員会の設置
　　①化学療法部利用者懇談会／②化学療法プロトコール審査専門委員会／
　　③腫瘍センター安全性専門委員会
　2）エキスパートナースの育成
　　①静脈注射エキスパートナース／②院内認定がん看護エキスパートナース
　3）院外への啓蒙と情報発信―外来がん治療研修会
　4）外来での安全な投与管理の実践
　5）患者教育の実践―レゴラフェニブを通して

株式会社 ヴァン メディカル

〒101-0051　東京都千代田区神田神保町 2-40-7 友輪ビル
TEL：03-5276-6521　FAX：03-5276-6525　http://www.vanmedical.co.jp

1 がん分子標的治療の個別化を進めるために
1) がん分子標的治療薬とバイオマーカー

永妻晶子[*]

[*]国立がん研究センター先端医療開発センターバイオマーカー探索トランスレーショナルリサーチ分野

Summary

バイオマーカーは「通常の生物学的過程，病理学的過程，もしくは治療を含む介入や暴露に対する反応の指標として測定される特性」と定義される。がん治療薬開発には複数のバイオマーカーが用いられるが，特にがん分子標的治療薬の開発では，効果が期待される患者を抽出しうる「患者層別マーカー」が重要となる。現在は治療薬開発の早期からバイオマーカー研究が同時並行で実施され，臨床試験の段階で患者層別マーカーによる投与対象の限定が行われる。最適な患者層別マーカーか，検査法は適切か，検証を続けることが重要である。

がんは，体細胞遺伝子異常の蓄積によって進展する遺伝子病である。網羅的ながんゲノム解析により様々なゲノム異常が同定され，その一部はがんの発生・増殖・進展に重要な役割を果たしていることからがん治療開発の有望なターゲットである。

これまでがん化学療法の主軸であった殺細胞性抗がん薬は，正常細胞に比するがん細胞の異常な増殖の速さに対応した治療法である。ただし「細胞増殖」という現象そのものは治療対象とするがん細胞への特異性に低く，治療適応を決める指標にはなりえなかった。一方，がん分子標的治療薬はがん細胞・がん組織に対し比較的特異的な標的分子を指標として開発される。がん細胞・がん組織における遺伝子異常，遺伝子増幅とそれに伴う蛋白過剰発現，異常蛋白発現（キメラ遺伝子産物など）などのがんバイオマーカーは，分子標的治療薬開発における標的分子候補として創薬や薬剤スクリーニングの段階から利用され，POC（proof of concept）の確認が分子標的治療薬を用いた非臨床試験や早期臨床試験の目的のひとつとなった。

このように，がん分子標的治療薬開発には「がんバイオマーカー」研究が不可欠である。

バイオマーカーとは

FDA（the U.S. food and drug administration）and NIH（the National Institutes of Health）の BEST（Biomarkers, EndpointS and other Tools）Resource の用語集には，次のように記載されている[1]。"A biomarker is a defined characteristic that is measured as an indicator of normal biological processes, pathogenic processes, or responses to an exposure or intervention, including therapeutic interventions. Molecular, histologic, radiographic, or physiologic characteristics are types of biomarkers." バイオマーカーとは，がん細胞やがん組織から得られるものだけでなく，そのがんを有している個体から得られる情報（画像データ，臨

表1 バイオマーカーの定義[1]

susceptibility/risk biomarker	疾患感受性/発症要因マーカー	発病の可能性や病状進行を推察する。
diagnostic biomarker	診断マーカー	疾患を見つけ確認する，もしくは患者を疾患群に分類する。
monitoring biomarker	モニタリングマーカー	疾患の状勢や病状を評価する，医薬品もしくは環境因子暴露の証拠。
prognostic biomarker	予後マーカー	臨床的な兆候・再発・病状進行の可能性を規定する。
predictive biomarker	予測マーカー	医薬品もしくは環境因子への暴露において，（好ましい/好ましくない）影響の有無を識別する。
pharmacodynamic/response biomarker	薬力学/反応マーカー	医薬品もしくは環境因子に暴露された個人において，生物学的反応が存在したことを示す。
safety biomarker	安全マーカー	有害事象として毒性の有無，起こりやすさや広がりを示す。医薬品もしくは環境因子に暴露する前もしくは後に測定される。
surrogate endpoint	代替エンドポイント	臨床試験において真のエンドポイントそのものを測定するのではなく，臨床的有益性/有害性を予測しうると期待されるもの。

床検査値，バイタルサインなど），がんに対する治療介入に関連した情報（治療効果予測・安全性・代替指標（surrogate endpoint））などが含まれる，広い概念である。BEST Resource[1]に記載されているバイオマーカーとその定義を表1に，悪性腫瘍に関連する例示を表2にまとめた。例えば BRCA1/2 遺伝子変異は，乳がんの発症素因マーカーかつ予後マーカーであると同時に，PARP阻害薬の効果予測マーカーであり放射線感受性マーカーでもある。

がん分子標的治療薬を考える上で，特に「作用機序（薬力学マーカー）」「標的分子（患者層別マーカーになりうる）」「効果予測マーカー」の3つが重要である。

がん分子標的治療薬には大きく分けて抗体薬と小分子化合物があり，作用機序に大きな違いがある。抗体薬は，細胞表面に存在する標的分子の作用を阻害するほかに，抗体依存性細胞障害(Antibody-dependent cell cytotoxicity：ADCC)や補体依存性細胞障害（complement-dependent cytotoxicity：CDC）といった免疫機序を介した抗腫瘍効果を併せ持つものがある。一方，小分子化合物はその多くがキナーゼ阻害薬であり，細胞内外を問わず特定の標的分子の作用を阻害し抗腫瘍効果を示す。

標的分子は薬剤の作用部位に相当するため，患者層別マーカーとして創薬対象を特定できることがある（コンパニオン診断薬）。さらに，標的分子の状態が治療薬の治療効果を予測しうることも多い（効果予測マーカー）。FDAは2014年に発表した"In Vitro Companion Diagnostic Devices"の中で，開発治療と対応するコンパニオン診断ツールは

表2 バイオマーカーの例[1]

	biomarker	目的
susceptibility/risk biomarker	BRCA1/2遺伝子変異	乳がん発症素因を持つ個人を特定する。
	特定のHPVサブタイプの感染	子宮頸がん発症素因を持つ個人を特定する。
diagnostic biomarker	遺伝子発現プロファイル	異なった細胞起源に基づいて、DLBCL患者をサブグループに分離する。
monitoring biomarker	PSA	前立腺がん患者において、がんの状勢や量を評価する。
	CA125	卵巣がん患者において、治療中および治療後のがんの状勢や量を評価する。
	モノクローナル蛋白量	MGUSと診断された患者が、治療が必要な血液腫瘍を含む他の疾患に進行しているかどうかを評価する。
prognostic biomarker	BRCA1/2遺伝子変異	乳がんと診断された患者の、次の乳がんのなりやすさを評価する。
	17番染色体短腕欠失とTP53遺伝子変異	CLLと診断された患者の、死亡可能性を評価する。
	PSAの増加	前立腺がん患者の経過観察中に、がんが進行している可能性を評価する。
	グリソンスコア	前立腺がんと診断された患者の、がんの進行のしやすさを評価する。
predictive biomarker	BRCA1/2遺伝子変異	プラチナ感受性卵巣がん患者において、PARP阻害薬の反応性を確認する。
		放射線感受性。
	NSCLCにおけるSquamous differentiation	ペメトレキセド治療を避けるべき患者を同定する。
	Thiopurine methyltransferase (TPMT) genotype or activity	6-MPやアザチオプリンで治療する患者を評価する、高い薬物濃度による重篤な毒性のリスクを評価する。
pharmacodynamic/response biomarker	18FDG-PET/CTによるSUV	DLBCL患者において、多様な化学療法を評価する。
safety biomarker	好中球数	殺細胞性抗がん薬治療を受けている患者において、容量調整、治療中断の必要性、G-CSFの治療を見極める。
surrogate endpoint	腫瘍縮小効果判定と無増悪生存期間	ある種のがんにおいて、治療による全生存期間の改善を予測しうる。薬剤の承認を加速しうる。

同時に開発されるべきと述べており[2]，非臨床試験の段階からコンパニオン診断薬を同時に開発するのが現在の分子標的治療薬開発の主流となっている。しかしながら，非臨床で仮定したPOCが臨床において再現されるとは限らず，標的分子を越えるような患者層別マーカー・効果予測マーカーが存在する可能性を排除できない。

がん分子標的治療開発とバイオマーカーの関わり

1．個別化がん治療開発のモデルケースとなったがん分子標的治療薬

わが国でがん分子標的治療薬が初めて承認されたのは2001年で，イマチニブ，トラスツズマブ，リツキシマブの3剤である。これらの成功には，標的分子と薬剤の効果予測マーカーが一致し，患者層別マーカーとなり得たことにある。

小分子化合物イマチニブは，慢性骨髄性白血病の約95％に存在するPh（Philadelphia）染色体の正体である*bcr/abl*癒合遺伝子の産物Bcr-Ablの強いチロシンキナーゼ活性を標的分子と位置づけ，選択的阻害薬を追い求めた結果，創薬に至ったものである。イマチニブの存在により*bcr/abl*癒合遺伝子は，慢性骨髄性白血病の診断マーカーのみならず，薬剤の標的かつ最大の効果予測マーカーとなった。

イマチニブは他にKITおよびPEGFRA（platelet-derived growth factor receptor, alpha polypeptide）への阻害作用も有していたため，その両者の機能獲得性変異がdriver gene mutationであるGIST（gastrointestinal stromal tumor）に高い奏効を呈した。GISTの診断マーカーとして，GISTの起源であるintestinal cells of Cajalに発現するKIT蛋白やCD34のIHC（immunohistochemistry）法が用いられる。*c-kit*遺伝子や*PEGFRA*遺伝子変異パターンはイマチニブの強力な効果予測マーカーであり，GISTの予後予測マーカーである。

乳がんにおける予後不良マーカーのひとつであった，*erbb2*遺伝子増幅に起因するHER2蛋白過剰発現に対する特異的抗体薬として，抗HER2抗体薬トラスツズマブは創薬された。乳がんにおけるHER2蛋白過剰発現は2～3割であったため，早期臨床試験の段階からHER2-IHC法が患者層別マーカーとして用いられ，後に開発されたHER2-FISH（fluorescence *in situ* hybridization）法とともに現在の患者層別マーカーにも組み込まれている[3]。

その後，15％程度にHER2蛋白過剰発現がある胃がんにおいても同様にトラスツズマブの開発が行われた。HER2陽性胃がんにおけるトラスツズマブの有効性を示したToGA（Trastuzumab for Gastric Cancer）studyにおいて，試験実施当時のHER2陽性基準は「HER2-FISH陽性，もしくはHER2-IHC強陽性」であった。この設定においてもprimary endpointである全生存期間の延長を示せていたが，サブ解析により全生存期間のハザード比が最も高い患者層別マーカーが「HER2-IHC強陽性，もしくはHER2-IHC中等度陽性かつHER2-FISH陽性」であった[4]。これが後にトラスツズマブ承認時におけるHER2陽性胃がんの定義（患者層別マーカー）となった。

2．薬剤上市後に最適な患者層別マーカーが明らかとなった分子標的治療薬

ゲフィチニブは初期に開発が行われたEGFR-TKI（tyrosine kinase inhibitor）である。40～80％にEGFR過剰発現が知られて

いた非小細胞肺癌を対象に，当初は患者を層別せずに治療開発が行われた。とくにわが国において高い奏効率を呈したことから世界に先駆けて承認を得た薬剤である。複数の臨床試験より，アジア人種・女性・腺癌・non-smokerでの高い奏効率と，扁平上皮癌にほぼ無効であるという現象が明らかになった。複数の研究者がEGFR-TKIであるゲフィチニブのresponderとnon-responderの組織を解析し，特定の*EGFR*遺伝子変異の集約を見出した。現在では*EGFR* exon19欠失やexon21 L858R変異は，EGFR-TKIの強力な効果予測マーカーかつ患者層別マーカーとなっている[5]。

EGFRを標的とした抗体薬にセツキシマブがあり，非臨床試験の結果よりEGFR蛋白発現陽性の結腸直腸がんに対する治療開発が進められていた。しかし，複数の臨床試験においてEGFR蛋白発現と奏効率に相関がなく，EGFRシグナルの下流に位置する*KRAS*遺伝子変異があるとセツキシマブの効果が期待できないことが判明した。その後も大規模臨床試験のレトロスペクティブな解析が次々と行われ，現在では，初期に判明した*KRAS* exon2 codon12, 13変異のみならず，minor *KRAS/NRAS*遺伝子変異がないこと（野生型）がセツキシマブの効果予測マーカーかつ患者層別マーカーとして確立している[6]。

すなわちゲフィチニブやセツキシマブは，開発時に想定したものと異なる真の標的が薬剤上市後に解明され，患者層別が組み直されるという開発経緯をたどった薬剤である。

免疫チェックポイント阻害治療とバイオマーカー

近年，免疫チェックポイント阻害薬の上市が続いている。これまでわが国ではT細胞の活性化を抑制するシグナルであるCTLA-4（cytotoxic T lymphocyte-associated antigen 4），PD-1（programmed death-1），PD-L1（programmed cell death-ligand 1）を阻害する抗体薬が認可を受けている。

PD-1抗体薬の強力な効果予測マーカーのひとつとして腫瘍細胞のPD-L1発現が知られており，分子標的治療薬開発中より同時にコンパニオン診断薬として開発された。そのため，ニボルマブとペムブロリズマブでは開発に用いられたPD-L1染色抗体や診断基準/カットオフが異なる状況となっている[7]。現状では，ペムブロリズマブにおけるコンパニオン診断はPD-L1 IHC 22C3 pharm Dxで実施され，ニボルマブにおける効果予測マーカーであるPD-L1 IHC 28-8 pharm Dxは強力な効果予測マーカーであるもののコンパニオン診断薬ではなく，わが国では体外診断薬，FDAではcomplementary diagnosticsの位置づけである。

MSI-H（high-frequency microsatellite instability）腫瘍に対するペムブロリズマブの効果が明らかになっており，新たな効果予測マーカーとなっている。PD-1抗体薬の第Ⅰ相試験でただ1例完全奏効を呈した大腸がんがMSI-Hであったことが開発のきっかけとなった。大腸がん以外のMSI-H固形腫瘍を対象とした試験も行われ，2017年にはペムブロリズマブが「前治療に抵抗性を示した切除不能再発のMSI-Hもしくはミスマッチ修復蛋白欠損（dMMR, mismatch repair deficient）の固形腫瘍」に対し，FDAの承認を得た。がん分子標的治療薬における患者層別マーカーががん種を越えて設定され開発が進み，承認を得た最初の事例となった。

おわりに

がんバイオマーカーの定義とその重要性について，がん分子標的治療薬開発の変遷とと

もに述べてきた。

　近年では，がん分子標的治療薬開発におけるバイオマーカー研究は前臨床から臨床試験まで並行して実施されていくが，その中で臨床試験の段階においても矛盾のないPOCが確認できることが重要であり，その体制整備が望まれる。特に患者層別マーカーを設けることでマーカー陰性となる患者群にその薬剤が提供されないこととなり，その利点と欠点は常に考慮されなくてはならない。本当に陰性群に効果が得られないのだろうか？設定した患者層別マーカーの妥当性は常に検証されなければならない。さらに，本当に陰性と判断してよいのだろうか？がんバイオマーカー探索にはFFPE（Formalin fixed paraffin embedded）切片などアーカイブ試料が用いられることも多いが，試料作製条件・保存条件などがIHC染色性やゲノムDNA断片化に大きな影響を及ぼす。「検出されなかった」のか「検出できなかった」のか，検査法の特徴とその限界を念頭に結果を解釈する必要がある。

　近年ではオミックス解析技術の進歩により，がんゲノム異常に限定されない様々な知見が明らかになっている。がん治療に限らず，発がんリスク・がんの早期診断に関連したバイオマーカー研究のさらなる発展により，これまで以上に踏み込んだがん対策が行われることを期待したい。

■ 文　献 ■

1) FDA-NIH Biomarker Working Group：BEST (Biomarkers, EndpointS, and other Tools) Resource [Internet], 2016　https://www.ncbi.nlm.nih.gov/books/NBK326791/
2) FDA：In Vitro Companion Diagnostic Devices, 2014 https://www.fda.gov/downloads/MedicalDevices/DeviceRegulationandGuidance/GuidanceDocuments/UCM262327.pdf
3) 日本病理学会：HER2検査ガイド乳癌編第4版（2014）
http://pathology.or.jp/news/pdf/HER2-150213.pdf
4) Bang YJ et al：Trastuzumab in combination with chemotherapy versus chemotherapy alone for treatment of HER2-positive advanced gastric or gastro-oesophageal junction cancer (ToGA)：a phase 3, open-label, randomised controlled trial. Lancet **376**（9742）：687-697（2010）
5) 日本肺癌学会：肺癌患者におけるEGFR遺伝子変異検査の手引き第3.05版（2016）
https://www.haigan.gr.jp/uploads/photos/1329.pdf
6) 日本臨床腫瘍学会：大腸がん診療における遺伝子関連検査のガイダンス第3版．金原出版，東京（2016）
7) 日本肺癌学会：肺癌患者におけるPD-L1検査の手引き第1版（2017）
https://www.haigan.gr.jp/uploads/photos/1400.pdf

1 がん分子標的治療の個別化を進めるために
2）コンパニオン診断の意義と必要性

中西陽子[*1)]・増田しのぶ[*2)]
*日本大学医学部病態病理学系腫瘍病理学分野　[1)]助教，[2)]主任教授

Summary

がんの薬物治療においては，これまでがんの診断名に基づいて治療法が選択されてきた。しかし，様々ながん関連分子，遺伝子の発見とそれらを標的とした分子標的治療の開発が進んだことにより，これらのバイオマーカーを用いて患者を層別化し，安全で有効な治療を行うことが重要になってきている。分子標的治療薬の開発初期から同時に診断薬として開発されたバイオマーカー検査はコンパニオン診断薬として，現在，がんの治療法選択に必須となっている。このようなコンパニオン診断とは何か，その意義と必要性について述べる。

近年，がん治療の分野においても，分子生物学の飛躍的な進歩により，多くの疾患と同様にがんの発生や進展の機序が分子レベルで理解されるようになった。基礎研究の成果により，がん細胞の増殖，進展，生存に寄与する遺伝子異常が，がんの"driver mutation"として次々に，現在もなお発見されている[1)]。そして，これらの遺伝子異常によるがん細胞の機能を選択的に阻害する薬剤が分子標的治療薬として開発されるようになり，手術適応のない進行，再発がん患者にも効果を奏している。しかし，がんの患者全てが同じ遺伝子異常を有しているわけではない。乳がん，肺がんなど，病理診断によるがんの組織型が同じであっても患者一人一人のがん細胞が有する遺伝子異常には違いがあることがわかってきた。したがって，各々の遺伝子異常を標的とした分子標的治療は，全ての患者に同等の効果をもたらすものではない。図1に示したように，治療の対象となる標的分子，すなわち遺伝子異常を有しているか否かを適切に評価することが，効果的な治療を行うために必須となる。治療標的分子を検索して治療適応患者を選定し，患者毎の治療戦略を立てる必要性が増したことや，次世代シーケンサー（NGS）などの解析技術の進歩によって，個別化医療はプレシジョンメディスンとして，より精細さが求められるようになってきている[2)]。

コンパニオン診断

コンパニオン診断は，単にがんの診断等を目的とするものではなく，がんの診断が確定した上で，患者毎に安全性と有効性が期待される適切な治療法を選択するために行われるものである。診療上，病理診断に分子診断を付加した報告となるため，分子病理診断として位置づけられてきた（図2）。治療適応患者を選定するために，コンパニオン診断としての分子病理診断が必要な分子標的治療薬を表1に示した。

コンパニオン診断に用いられる技術内容を

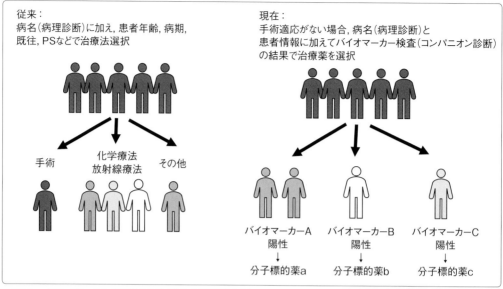

図1　コンパニオン診断によるがんの個別化医療

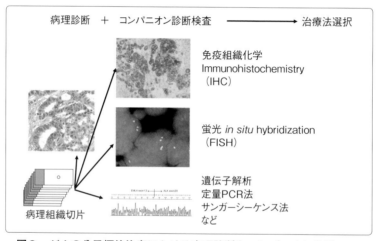

図2　がんの分子標的治療における病理診断とコンパニオン診断

大別すると，表1ならびに図2に示したような免疫組織（細胞）化学（IHC, ICC），蛍光 in situ hybridization（FISH），ならびに遺伝子変異解析があり，病理組織を用いないものではフローサイトメトリー（FCM）がある[3]。コンパニオン診断が必須となっているがん腫では，従来よりも多くの病理組織切片を作製することが必要となっている。さらに，分子標的治療は手術適応のない進行・再発がん患者が対象となるため，腫瘍細胞を含む検体量をいかに確保するかということも課題となっている。

また，コンパニオン診断で何を検査するのかということであるが，多くは，効果がより期待される患者の選定のための治療標的分子の検索である。他には，治療効果が得られない可能性を示す標的分子の検索がある。いずれも治験結果にもとづく高いエビデンスレベルを有する検索である。例えば本誌の各章でも詳細に解説されているが，大腸がんにおけるEGFR抗体薬を使用する際には，EGFR蛋白の過剰発現を評価するだけではなく，そ

表1 分子病理学的検索を要する分子標的治療薬

治療標的分子	一般名	国内における承認効能,用法の表記	対象腫瘍	治療適応決定に有用な分子病理学的検索		体外診
				検索分子	検索方法	
EGFR	セツキシマブ	○	大腸がん	EGFR	IHC	○
			大腸がん	RAS	mutation	○
	パニツムマブ	○	大腸がん	RAS	mutation	○
	ゲフィチニブ	○	非小細胞肺癌	EGFR	mutation	○
	エルロチニブ	○				
	オシメルチニブ	○	非小細胞肺癌	EGFR	mutation	○
EGFR-HER2	ラパチニブ	○	乳がん	HER2	IHC	○
HER2	トラスツズマブ	○	乳がん	HER2	IHC, FISH	○
	ペルツズマブ	○	乳がん	HER2	IHC, FISH	○
CD20	リツキシマブ	○	B細胞性リンパ腫	CD20	IHC, FC	○
	オファツムマブ	○	慢性リンパ性白血病	CD20	IHC, FC	○
CCR4	モガムリズマブ	○	成人T細胞性白血病	CCR4	IHC, FC	○
BCR-ABL, KIT	イマチニブ	○	CML, GIST	KIT	IHC, mutation	
*ALK*融合遺伝子	クリゾチニブ	○	非小細胞肺癌	ALK融合遺伝子	FISH	○
	アレクチニブ	○	非小細胞肺癌	ALK融合遺伝子	IHC	○
*ROS1*融合遺伝子	クリゾチニブ	○	非小細胞肺癌	ROS1融合遺伝子	qRT-PCR	○
BRAF	ベムラフェニブ	○	メラノーマ	BRAF	mutation	○

の下流に位置する *KRAS* や *NRAS* に活性型の変異を有するかどうかを調べる必要がある[4]。そして EGFR IHC が陽性でも *RAS* 遺伝子変異が陽性の患者には治療効果が期待できないため,投与しないという選択になる。また,非小細胞肺癌では,EGFR-TKI の使用を継続すると獲得耐性変異が生じて効果が得られなくなる場合があることが知られている。したがって,治療開始以降も適宜,耐性変異出現のモニタリングを行い,耐性変異を検出したら薬剤を切り替え,効果的な治療へと最適化していく必要性が生じている。このような耐性変異を標的とした薬剤の開発も進んでいる[5]。治療効果のみならず,当初は効果があった治療の耐性化に対しても患者間の個人差が分子レベルで認められるという知見から,コンパニオン診断としてのバイオマーカー検査は,がんの個別化医療の実践に必須の項目となっている。

コンパニオン診断薬

米国食品医薬品局(Food and Drug Administration:FDA)によると,「正常なプロセスや病的プロセス,あるいは治療に対する薬理学的な反応の指標として客観的に測定・評価される項目」をバイオマーカーと位置付けている。特定の治療薬と1対1で対応するバイオマーカーを測定することをコンパニオン診断

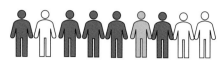

図3　コンパニオン診断の意義

と呼ぶようになった．さらにコンパニオン診断としての目的を果たし，特定の治療薬に対応することが明記されている各薬剤と1対1で対応する体外診断薬（in vitro diagnostics：IVD）が現在コンパニオン診断薬（CoDx）と呼ばれている．医薬品の添付文書ではCoDxの使用を規定し，CoDxの添付文書では，対象となる治療薬の範囲を特定している．使用する検査薬だけではなく測定機器まで限定されている場合もある．

また，FDAのドラフトガイダンスによると，CoDxは特定の医薬品において適切な治療を実施するのに，下記の点から不可欠な診断薬として定義されている．

①医薬品による利益が最も期待される患者を特定するもの
②医薬品の重篤な有害事象又は副作用のリスクが大きい患者を特定するもの
③治療法の最適化（治療スケジュール，用量，投与中止の判断等）のために医薬品に対する反応をモニターするもの

バイオマーカー検査の中でも，このように医薬品を投与した場合に，意図した有効性および安全性が期待される患者を厳密に特定することを目的としているところにコンパニオン診断としての意義がある（図3）．

本邦では，CoDx等の範囲は，独立行政法人医薬品医療機器総合機構（Pharmaceuticals and Medical Devices Agency：PMDA）の平成25年7月1日付薬食審査発0701第10号「コンパニオン診断薬等及び関連する医薬品の承認申請に係る留意事項について」に下記のように記載されている[6]．

● 特定の医薬品の有効性又は安全性の向上等の目的で使用
● 医薬品の使用に不可欠な体外診断用医薬品又は医療機器
● 単に疾病の診断等を目的とするものを除く

としており，また，具体的には，

● 効果がより期待される患者を特定するため
● 特定の副作用が発現するおそれの高い患者を特定するため
● 用法・用量の最適化又は投与中止の判断を適切に実施するため

という目的で使用することと規制されている．
さらにPMDAのCoDxの承認申請に係る留意事項は以下のように義務付けられており

● CoDxと医薬品は原則，同時期に申請
● 承認申請書の備考欄にその旨（CoDx，対応する医薬品が申請されていること）を記載

治験の届出に係る留意事項では，

● 医薬品の治験届の際に，対応するCoDxの開発が行われている場合には，備考欄にその旨を記載すること

が義務付けられている．このように，本邦でも診断薬と医薬品が対応する形で承認されているのが現状である．この通知発出後に承認されたCoDxを表2に示した．

表2　本邦で承認されたコンパニオン診断薬　　（平成25年7月1日薬食審査発0701第10号通知発出後）

コンパニオン診断薬	医薬品の一般名	使　用　目　的
コバス® BRAF V600 変異検出キット	ベムラフェニブ	がん組織から抽出したゲノムDNA中のBRAF遺伝子（変異V600E）の検出（ベムラフェニブの悪性黒色腫患者への適応を判定するための補助に用いる）
ヒストファイン ALK iAEP®キット	アレクチニブ塩酸塩	がん組織，細胞中に発現するALK融合タンパクの検出（アレクチニブ塩酸塩の非小細胞肺癌患者への適応を判定するための補助に用いる）
Visis® ALK Break Apart FISHプローブキット	クリゾチニブ アレクチニブ塩酸塩	がん組織，細胞中のALK融合遺伝子の検出（クリゾチニブ，アレクチニブ塩酸塩の非小細胞肺癌患者への適応を判定するための補助に用いる）
THxID® BRAF キット	ダブラフェニブメシル酸塩 トラメチニブ ジメチルスルホシド付加物	がん組織から抽出したDNA中のBRAF遺伝子変異（V600E 又はV600K）の検出（ダブラフェニブメシル酸塩およびトラメチニブ ジメチルスルホシド付加物の悪性黒色腫患者への適応を判定するための補助に用いる）
コバス® EGFR 変異検出キット v2.0	オシメルチニブ酸塩	がん組織から抽出したゲノムDNA中のEGFR遺伝子変異（T790M）の検出（オシメルチニブ酸塩の非小細胞肺癌患者への適応を判定するための補助に用いる）

コンパニオン診断薬の評価

CoDx は，正確で信頼性のある結果を与えるものであること（分析性能），医薬品の投与対象となる患者を適切に特定するものであること（臨床性能）が重要である。治療適応あるいは不適応患者を厳密に特定する目的から，その方法には質の保証と規制が求められる。分析性能については，判定方法の妥当性の検証が必要であり，具体的には，

① 感度と精度
② 反応特異性
③ 定量範囲又は検出限界等の測定範囲および直線性
④ 分析的カットオフ値

などの評価が求められる。

臨床性能に関しては，CoDx によって特定された患者に対する治療効果予測について，医薬品の臨床試験成績に基づいて説明することが求められる。

また，検体側の妥当性についての検証も重要であり，これには，

① 検体の種類と適性
② 固定方法
③ 検体量と標的細胞の含有量

などがあり，日本病理学会ではゲノム診療用病理組織検体取扱い規程を定めて検体取扱いの標準化や精度管理への取り組みを行っている。臓器別にも表3に示したような各種ガイドラインが作成されている。

コンパニオン診断に求められる精度管理

患者の治療に直接結びつくコンパニオン診断では，結果の信頼性を担保する上で，評価結果に対してさらに厳しい精度管理が求められる。技術工程にはプレアナリシス段階（測定前フェーズ：検体の取扱い），アナリシス段階（測定フェーズ：標本選定，核酸抽出と遺伝子解析），ポストアナリシス段階（測定後フェーズ：データ解析と評価）があり，各

表3 臓器別ガイドライン

対象	学会	ガイドライン
乳がん	日本乳癌学会 日本病理学会	乳癌診療ガイドライン 胃癌・乳癌HER2病理診断ガイドライン
胃がん	日本胃癌学会 日本病理学会	胃癌治療ガイドライン 胃癌・乳癌HER2病理診断ガイドライン
GIST	日本癌治療学会 日本胃癌学会・GIST研究会	GIST診療ガイドライン
大腸がん	大腸癌研究会 日本臨床腫瘍学会(ガイドライン委員会)	大腸癌治療ガイドライン 大腸がん診療における遺伝子関連検査のガイダンス
肺がん	日本肺癌学会 日本肺癌学会(バイオマーカー委員会)	肺癌診療ガイドライン 肺癌患者におけるEGFR遺伝子変異検査の手引き 肺癌患者におけるALK融合遺伝子変異検査の手引き 肺癌患者におけるALK免疫染色プラクティカルガイド 肺癌患者におけるPD-L1検査の手引き 肺癌患者におけるROS1融合遺伝子変異検査の手引き
造血器腫瘍	日本血液学会 (造血器腫瘍診療ガイドライン作成委員会)	造血器腫瘍診療ガイドライン

段階の標準化と精度管理が必要となる。また、コントロールサンプルが必須となってくるが、陽性症例をコントロールとして使用することや、染色標本、変異遺伝子溶液ともに市販されているコントロールサンプルを使用することもある。しかし、遺伝子変異検査の場合は、固定や保存による質的問題や標的細胞の含有率など検体の状態によって解析の成否が大きく変わる。解析装置としてNGSが診療レベルで用いられるようになってきた現在、病理組織検体取り扱いとしてのプレアナリシス段階をどのように標準化するかは大きな課題である。

コンパニオン診断の現状と展望

がんの分子標的治療の開発が進み、多数の薬剤が市販され、今後も増加し続けるであろう。CoDxも、新薬の承認とほぼ同時に承認されるようになってきている。また、これまでのがんの遺伝子検査に対する保険点数の上限は2,100点であったが、CoDxにはこれを超える高額な診療点数が定められているものもある。高額点数は、患者数の少ない希少疾患の治療薬に定められるものであるが、実際には治療適応の可能性がある患者全員を対象として検査を実施し、治療適応患者を選定しなければならないため、検査数は決して少なくなく医療経済上の問題も懸念される。汎用性の高い安価な方法で検査を行い、治療標的分子を有する患者を選出した後で、これらの患者に改めてコンパニオン診断を実施するのか、あるいは最初から規定の方法で検査対象となる患者全員にコンパニオン診断としての検査を実施するのかなどについての明確な方針はなく、施設の状況によっても異なっている。

CoDxは、検査に用いる試薬と方法までが規定されており、これを用いなければ治療薬

を使用できない。標的分子が同じでも薬剤によってCoDxが異なる場合もある。つまり，ある標的分子を持つ患者にAのCoDxを行って，Aという薬剤で治療したが，同じ分子に対する別のBという薬剤に切り替えようとしたとき，標的分子がすでに検査されているにも関わらず，BのCoDxを再度行わなければならないということになっている。また現在は，薬剤毎に1対1のCoDxとなっているが，NGSなどの新しいプラットフォームを用いたクリニカルシーケンスも使用可能となってきた。NGSは1回の解析で多くの情報が得られるため，1つのバイオマーカーでも疾患関連遺伝子変異が複数個所ある場合や，肺がんのように分子標的治療薬が多数あり，調べるべきバイオマーカーも複数存在する場合に有用性が期待される。しかし，NGSを用いたコンパニオン診断システムでは，正確で信頼性ある結果を与えるべきCoDxとしての分析性能や，医薬品の投与対象となる患者を適切に特定すべき臨床性能（医薬品が存在しない遺伝子変異も発見されてしまう）がどこまで評価可能かという点で，さらなる検討も必要と考えられる。

　コンパニオン診断システムにはゲノムデータベースや解析アルゴリズムまでが含まれるようになり，アナリシス段階とポストアナリシス段階は人工知能（AI）の導入などさらなる変遷が想定される。しかしながら，コンパニオン診断の原点は，患者から採取したがん組織検体から患者の治療に有益な情報を見つけて患者に返すということである。どんなに優れた解析技術が導入されたとしても，がんの診断自体が不明瞭であったり，解析不能検体が提出されてしまっては適切な治療には結びつかない。患者の検体に関わる外科，内科，病理全てのスタッフが，病理組織を用いたコンパニオン診断が今後ますますがん治療において必須の位置づけになっていくことを認識し，解析項目がさらに増加する今後に対応可能なプレアナリシス段階としての病理組織検体取扱いへの意識を高めていくことが重要である。

■ 文　献 ■

1）Torkamani A, Verkhivker G, Schork NJ：Cancer driver mutations in protein kinase genes. Cancer Lett 281：117-127（2009）
2）Nakagawa H, Fujita M：Whole genome sequencing analysis for cancer genomics and precision medicine. Cancer Sci 109：513-522（2018）
3）中西陽子，増田しのぶ：コンパニオン診断技術．病理検査技術教本．丸善出版，東京（2017）p.272-278
4）Therkildsen C et al：The predictive value of KRAS, NRAS, BRAF, PIK3CA and PTEN for anti-EGFR treatment in metastatic colorectal cancer：A systematic review and meta-analysis. Acta Oncol 53：852-864（2014）
5）Skoulidis F, Papadimitrakopoulou V：Targeting the Gatekeeper：Osimertinib in EGFR T790M Mutation-Positive Non-Small Cell Lung Cancer. Clin Cancer Res 23：618-622（2017）
6）厚生労働省医薬食品局審査管理課長　平成25年7月1日付け　薬食審査発0701第10号「コンパニオン診断薬等及び関連する医薬品の承認申請に係る留意事項について」

別冊 臨床腫瘍プラクティスⅢ

病理医が知っておきたいコンパニオン診断
1）呼吸器がん（EGFR, ALK, ROS1, PD-L1など）

蔦　幸治*

*関西医科大学臨床病理学講座教授

Summary

2004年に epidermal growth factor receptor（EGFR）-tyrosine kinase inhibitor（TKI）の効果予測と *EGFR* 遺伝子変異の相関が証明されて以降[1,2]，肺腫瘍性病変におけるホルマリン固定パラフィン包埋（FFPE）ブロックは良・悪の診断のみでなく，コンパニオン診断における重要な情報供給源となっている。現に *EGFR* 変異では DNA，c-ros oncogene 1（*ROS1*）融合では RNA，anaplastic lymphoma kinase（*ALK*）融合や programmed cell death-ligand 1（PD-L1）では蛋白質を検出と，同一ブロックで種々の検索に適合させる必要性があり，適切な濃度のホルマリンを用いて，適切な時間で検体を固定することが重要である。

EGFR 変異検索では FFPE 検体以外でも血漿からの変異検出も可能であるが，保険適用上の注意を要する。ROS1は種々の検体から RT-PCR 法を用いて検索可能である。ALK と PD-L1 は FFPE 検体を用いて免疫組織学的な検出が行われ，病理医が最終判断を決定する場面を担当することになるために判定基準の習熟が大切である。

検査前段階

1．冷虚血時間

FFPE 標本作製行程において精度の高い検体を供給するには，多数の影響因子が知られており，これらの把握は標本作製担当者およびその管理者において不可欠といえる。

固定前の段階では臓器摘出から固定までの冷虚血時間を最小限にすることが重要で，乳腺切除検体では固定が1時間遅れることで human epidermal growth factor 2受容体の発現が11％の症例で陰性化することが報告されており[3]，また，同一の手術検体と生検検体では分裂数に差異が生じる原因に固定時間が影響するとの報告がある[4]。

冷虚血時間の短縮は病理だけでなく臨床各科の協力が重要で，臨床医に対する教育のみでなく冷蔵保存が可能なように，冷蔵庫の設置の提案などが重要と思われる。

2．ホルマリン固定

ホルマリンは濃度10％の中性緩衝ホルマリンを使用すべきであるが，国内の一部の施設ではコストの面から非緩衝のものや固定不良などから高濃度のものが使用される場合がある。乳癌取扱い規約や肺癌取扱い規約では未だ推奨の域であるが，今後も増え続けるコンパニオン診断においては10％の中性緩衝ホルマリンの使用は必須であると考えられている。

固定不良の原因としては検体に比してホル

マリンの量の不足，ホルマリンの使い回しによる希釈，大きな検体での注入や割入れなどの検体の取り扱いの不備が大きいと考えられる。検体処理は臨床医任せの施設が多いように思うが，病理医が固定に関して積極的に関与すべきと考えられる。

固定時間に関しては各コンパニオンにより差が認められるが，基本的には48時間以内にとどめるべきである。しかし，ホルマリンの浸透は1mm/時間程度であることを考慮し，小さな検体の場合は過固定にならないような配慮も重要である。

3．標本作製工程

骨転移病巣などに対して脱灰処理，特に酸脱灰を行った場合はDNA，RNAだけでなく蛋白発現も検出困難となることが多く，可能な限り骨片を除いた非脱灰標本作製が重要である。

パラフィン包埋装置はアルコール脱水から開始されるが，ホルマリン固定が不良な状態でアルコール脱水行程を行うと検体がアルコール固定となる可能性がある。ベンタナOptiView ALK（D5F3）キットではアルコール固定検体でのALK発現の著減が報告されており，注意が必要である。

また，PD-L1 IHC 22C3 pharmDx「ダコ」キットでは，「包埋時のパラフィンの温度が60度を超えないこと」との表示があり，注意が必要である。

各種検査の特徴と注意点

1．EGFR変異

EGFR受容体は多くの上皮性腫瘍で発現しており，その阻害薬であるEGFR-TKIであるゲフィチニブは当初は野生型のEGFRを阻害可能な夢の新薬として登場したが，EGFR発現と治療効果に相関があまり認められず，後の解析により$EGFR$変異が治療効果と相関することが明らかとなり，2007年6月に$EGFR$遺伝子変異検査が保険収載されるに至った。

日本肺癌学会　バイオマーカー委員会の$EGFR$遺伝子変異検索第3.05版（https://www.haigan.gr.jp/uploads/photos/1329.pdf）では，初回検査では，薬物療法を考慮している肺がん患者で，少なくとも一部は腺癌成分のある扁平上皮癌，小細胞肺癌も適応とされているが，小生検標本では腺癌成分がないことを否定することは難しいので，腺癌成分が明らかでない場合でも検査の適応となる。

使用する検体は，初回検査ではFFPE検体の使用が推奨され，特に，体外診断用医薬品を用いた方法（IVD法）では胸水などの細胞診検体は原則として対象に含まれない点に注意が必要である。

検出に関しては2種類のIVD法，therascreen® EGFR変異検出キット，コバス® EGFR変異検出キットv2.0の使用が推奨される。

自家調製検査法（laboratory developed test：LDT）は遺伝子関連検査の質保証体制が十分に整備され，また検査にかかわる特許等に対する実施許諾（ライセンシング）等の対応がなされている場合に使用可能であるとされているが，LDTは高頻度変異部位DEL（E746-A750del），L858Rのみをターゲットにしているものが多く，minor mutationへの対応ができていないものは使用すべきでないと筆者は考えている。

耐性化後のT790M変異検索では，血漿検体の使用が可能であるが，基本的には再生検された組織検体および細胞検体で行うべきで，再生検が不成功となった場合もしくは困難と判断される場合にのみ，血漿検体の使用を検討することが可能である。

検出にはコバス®EGFR変異検出キットv2.0の使用がコンパニオン診断薬として承認され，組織検体のみでなく血漿検体でも保険収載となっている。

なお，コバス®EGFR変異検出キットv2.0は能力としては初回検査でも血漿からのEGFR変異の同定は可能である。しかしながら現状では保険収載はされていない。

2．*ALK*融合遺伝子

*ALK*融合遺伝子の検索にはfluorescence *in situ* hybridization（FISH）法によるbreak-apart probeを用いた*ALK*遺伝子転座の証明または遺伝子融合により発現が亢進したALK蛋白質を同定する免疫染色法がある。

免疫染色とFISHはどちらが正確かということで論争が続いていた。確かに通常の転座系腫瘍の同定では未知の遺伝子パートナーも同定可能であることからFISH法が好まれるが，肺がんでの*ALK*融合は同一染色体内で転座をきたすものが多いためか，野生型のシグナルパターンを呈するものが一定頻度存在することが明らかとなってきた[5]。これらの同定には免疫染色によるALK蛋白発現の確認が簡便であり，免疫染色のみで十分コンパニオン診断薬として使用可能と考えられるようになってきている。なお，FISH法ならびに免疫染色法もFFPE検体が使用される。

1）免疫組織学的手法

未分化大細胞リンパ腫の診断において病理検査室で通常使用されているクローンALK1を使用した方法では感度が低いために肺がん*ALK*遺伝子融合例の中でALK蛋白低発現例を取りこぼす恐れがあり，クローンの選択と高感度な検出系の併用が重要である。日本国内ではヒストファイン ALK iAEP®キットがアレクチニブのコンパニオン診断薬として採用され，ベンタナ OptiView ALK（D5F3）がクリゾチニブおよびセリチニブのコンパニオン診断薬として承認されている。

2）FISH法

以前はクリゾチニブのコンパニオン診断薬であったが，2017年9月15日以降は必須ではなくなった。

3．*ROS1*融合遺伝子

ROS1受容体のキナーゼドメインはALK受容体と49％の相同性を有し，特にATP結合部位では77％の相同性を有することからALK阻害薬であるクリゾチニブが有用と考えられている。

海外ではROS1融合肺がんの検出にFISH法や次世代シークエンサーが用いられたりしているが，日本国内ではコンパニオン診断薬としてのOncoGuide AmoyDx *ROS1*融合遺伝子検出キットによるRT-PCR法のみが承認されている。

本コンパニオン試薬には生検や手術検体のFFPE検体のみでなく細胞診検体も使用可能である。

4．PD-L1発現

腫瘍の発生は常に免疫細胞からの監視を受けているが，それらをすり抜けることが腫瘍組織の生存増殖において重要である。腫瘍細胞がPD-L1を発現することで腫瘍免疫系の免疫疲弊を引き起こすことが一因であると考えられている。この免疫疲弊機序を解除する薬剤であるPD-1/L1阻害薬は実臨床においても有用性が確認されており，複数の薬剤が承認／承認前段階で，それぞれの薬剤に対して異なるクローンの抗体が用いられ，適応される検出試薬や陽性判定基準が異なるコンパニオン診断薬またはコンプリメンタリ診断薬が承認されている状況である。

PD-1/L1阻害薬の効果予測因子として免

疫染色によるPD-L1蛋白発現は有用であることが知られているが，高度陽性群であっても半数程度の有効性がみられるのみで，また，陰性群でも一定頻度の治療効果が認められドライバー変異に対するコンパニオン診断薬と異なり感度／特異性の面からは完全なマーカーとは言い難い状況である。しかし，ペムブロリズマブのコンパニオン診断薬としてPD-L1 IHC 22C3 pharmDx「ダコ」キットが承認されている。

　PD-L1発現の検索はFFPE検体を用いるが，胸水などの体腔液からのセルブロックは最終的にはFFPE検体となる。しかし，セルブロック作製は複数の手法が存在し統一がなされておらず，検証がなされていないことや，判別する上で腫瘍細胞と周囲の炎症細胞や反応性中皮細胞との識別が難しい症例が散見されることから，実際的には難しい症例が多い。

　現在の1薬剤—1診断薬は機器の更新など検査部門への負担も多く，1診断薬の結果を他の診断薬に翻訳すべく種々の検証がなされており[6]，今後は1診断薬での結果で複数の治療薬への適応が拡大されることが期待される。

おわりに

　肺がんにおけるコンパニオン診断の状況について概説を行った。EGFR変異の検出に関してはほぼ完成された感があり，今後は血漿からの検索がさらに進んでいくと思われる。しかしながら耐性化機序にはT790M変異獲得以外にも小細胞癌化など形態診断が重要な機序も存在しており，再生検の重要性は揺るぎないと考えられる。このように，FFPE検体は重要な治療効果予測因子供給源であり，適正な検体の取り扱いが信頼あるデータを得るために重要なことから，病理医が積極的に関与すべき領域と考えられる。

■ 文　献 ■

1) Lynch TJ et al：Activating mutations in the epidermal growth factor receptor underlying responsiveness of non-small-cell lung cancer to gefitinib. N Engl J Med 350(21)：2129-2139(2004)
2) Paez JG et al：EGFR mutations in lung cancer：correlation with clinical response to gefitinib therapy. Science 304(5676)：1497-1500(2004)
3) Lee AH et al：The effect of delay in fixation on HER2 expression in invasive carcinoma of the breast assessed with immunohistochemistry and in situ hybridisation. J Clin Pathol 67(7)：573-575(2014)
4) Lehr HA et al：Mitotic figure counts are significantly overestimated in resection specimens of invasive breast carcinomas. Mod Pathol 26(3)：336-342(2013)
5) Takeuchi K et al：Prospective and clinical validation of ALK immunohistochemistry：results from the phase I/II study of alectinib for ALK-positive lung cancer（AF-001JP study）. Ann Oncol 27(1)：185-192(2016)
6) Hirsch FR et al：PD-L1 Immunohistochemistry Assays for Lung Cancer：Results from Phase 1 of the Blueprint PD-L1 IHC Assay Comparison Project. J Thorac Oncol 12(2)：208-222(2017)

病理医が知っておきたいコンパニオン診断
2) 乳がん (HER2)

坂谷貴司*
*日本医科大学付属病院病理診断科臨床教授

Summary

乳がんは「個別化医療」の原点ともいわれており，サブタイプや多遺伝子アッセイによってがんを分類し，治療に反映させることで，治療の個別化が進んでいる。HER2分子を標的としたトラスツズマブが個別化医療として最初に登場し，コンパニオン診断は脚光を浴びるようになった。蛋白発現判定のための免疫組織化学法，遺伝子増幅判定のためのISH法がコンパニオン診断薬として承認されている。HER2検査のガイドラインは，研究やデータの蓄積によって変遷することもあり，最新の判定基準を認識しておくことが重要である。

乳がん診療における抗HER2療法は分子標的治療薬のなかでも先駆的なもののひとつであり，適応決定のために精度の高いHER2検査が必要であるのは周知のとおりである。乳がんの薬物療法は病期や再発リスクなどに応じて行われるが，実臨床においては，ホルモンレセプターおよびHER2の免疫組織化学法を用いてサブタイプに分け，個別化治療を行っている。

本項では，日常診療に広く浸透している乳がんの薬物療法におけるサブタイプ別のアプローチおよびHER2検査についての基本的な事項を確認する。

サブタイプ別のアプローチ

乳がんは生物学的特性の異なるサブタイプに分類される。これは2000年にPerouらがcDNAマイクロアレイを用い，遺伝子発現プロファイリングによって提唱したintrinsic subtypeの概念である。これによって乳がんは，luminal A/B, HER2, basal-like, normal breast-like などのサブタイプに分類される。

ただし，日常診療では遺伝子解析によるサブタイプ分類は難しいため，免疫組織化学法によるホルモン受容体（ER, PgR），HER2, Ki-67を用いた病理学的診断で代替している。近年はER, HER2発現状況によって分類する"clinical grouping"も提唱されているが，本稿では，一般的によく知られているSt. Gallen 2013での"intrinsic subtypeを代替する"分類について記載する。

まず，ⓐホルモン感受性乳がん（luminalタイプ），ⓑHER2陽性乳がん（ER, PgR 陰性，HER2陽性），ⓒトリプルネガティブ乳がん（ER陰性，PgR陰性，HER2陰性）に大別する。次に, luminalタイプの中で増殖能が低く，HER2陰性のものは「luminal A」，増殖能が高く，HER2陰性のものは「luminal B」，HER2陽性のものは「luminal B（HER2陽性）」に分けられる（**表1**：乳がんのサブタイプ分類）。

HER2陽性乳がんおよびトリプルネガティブ乳がんでは，通常化学療法は必須とされる。一方，luminalタイプは，ホルモン感受性が高く，ホルモン療法のみで十分な症例から，

表1 乳がんのサブタイプ分類と薬物療法

	増殖能	ホルモン受容体陽性	ホルモン受容体陰性
HER2陰性	低い	luminal A	トリプルネガティブ
		ホルモン療法	化学療法
	高い	luminal B（HER2陰性）	
		ホルモン療法＋化学療法	
HER2陽性	問わず	luminal B（HER2陽性）	HER2タイプ
		ホルモン療法＋化学療法＋抗HER2療法	化学療法＋抗HER2療法

抗がん薬感受性が高く，化学療法を必須とする症例まで連続的に変化する症例の集団であるため，内分泌療法を基本として，化学療法の適応は個々の症例で検討される。

また，近年は多遺伝子アッセイが，化学療法の適応検討や再発リスク予測に用いられるようになってきている。

HER2の生理学および薬物療法

HER2はヒトがん遺伝子 *HER2/neu* の遺伝子産物として，1985年に同定された増殖因子受容体であり，分子量185kDaの細胞膜貫通型蛋白質である。チロシン残基のリン酸化により活性化され，p21/rasなどを経たシグナル伝達経路を介して細胞の分化増殖に関与している。

原発乳がんの15～25％では，*HER2* の遺伝子増幅や過剰発現がみられる。HER2に異常のみられるHER2陽性乳がんは，生物学的な悪性度が高く，以前は予後不良とされてきた。しかしながら，抗HER2薬のひとつである抗HER2モノクローナル抗体のトラスツズマブ（Tmab）が術後補助療法に用いられるようになって以降，HER2陽性乳がん患者の再発例は激減し，予後も大きく改善している。Tmabが治療薬として承認されてから20年近くになるが，最近ではTmabとは異なる作用機序を有するヒト化抗HER2モノクローナル抗体であるペルツズマブ，HER2の細胞内シグナル伝達を阻害するチロシンキナーゼ阻害薬であるラパチニブなど，新たな抗HER2療法も登場している。

ペルツズマブは，HER2と結合する部位がTmabとは異なり，HER2の二量体化を阻害するのが特徴で，Tmabとの併用で相乗効果を発揮する。

HER2の判定基準

コンパニオン診断の先駆けとして導入されたHER2検査については，2007年に American Society of Clinical Oncology/College of American Pathologists（ASCO/CAP）からガイドラインが提示され，2013年に改訂が行われている[1]。本邦では乳がんHER2検査病理部会によって「HER2検査ガイド乳癌編（第四版）(2014)」[2]が作成され，続いて2015年に日本病理学会から「胃癌・乳癌HER2病理診断ガイドライン」が刊行されている。日常業務としてHER2検査における標本作製，評価判定を行っている検査技師および病理医を対象とした実践的なガイドラインであり，pre-analytical, analytical, post-analyticalについて，clinical question（CQ）を設定し，解説している[3]。HER2検査のアルゴリズムについては，ASCO/CAPガイドライン2013年版に準拠している（図1, 2：判定フローチャート）[2]。

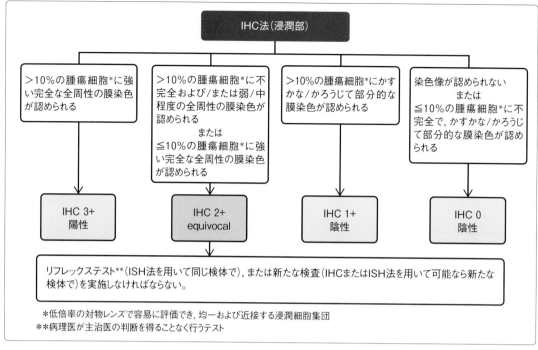

図1　HER2 IHC法の判定フローチャート　　　　　　　　　　　　　　　　　　　　（文献2）より引用）

1．IHC法の判定基準

HER2陽性の定義を「浸潤部で10％を超える腫瘍細胞で，強い完全な全周性の膜染色を呈するHER2蛋白過剰発現3+であるもの」としている。

詳細についてはフローチャートに基づいて，IHCスコアを従来と同様，0，1+，2+，3+として判定する。

2013年のASCO/CAPガイドラインのIHC法に関する主な変更点は以下のとおりであり，留意していただきたい。

① IHCスコア3+の判定基準が，陽性を示すがん細胞比率「>30％」から「>10％」に引き下げられた。
② 従来はスコア0(陰性)と判定されていた「完全な全周性の細胞膜陽性がん細胞が10％以下」の症例が，IHCスコア2+と定義された。
③ 従来はIHCスコア1+と判定されていた不完全な全周性の膜染色が「>10％」のがん細胞に認められた症例が，IHCスコア2+にupgradeされた。

2．ISH法の判定基準

HER2陽性の定義を，FISH法によるHER2遺伝子増幅2.0倍以上（20個のがん細胞でのHER2とセントロメア（CEP）17のシグナル数をカウントし，比を算出）であるものとしている。

同様に，2013年のASCO/CAPガイドラインのIHC法に関する主な変更点は以下のとおりである。

① HER2陽性基準について，*HER2/CEP17*比が，従来の「2.2を超える」から「2.0以上」に変更された。
② *HER2/CEP17*比が2.0未満でも，がん細胞あたりの平均*HER2*遺伝子コピー数が6.0以上のものが新たにISH陽性，4.0以上6.0未満の場合は，"equivocal"と定

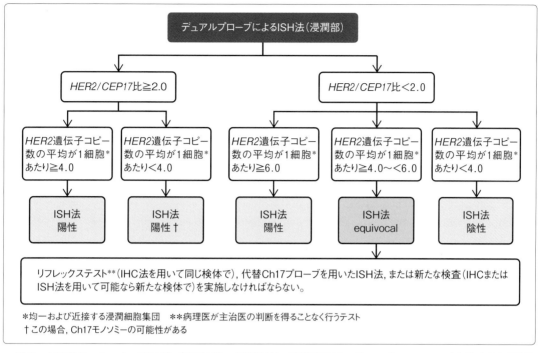

図2 HER2 Dual probe ISH法（FISH法、DISH法）の判定フローチャート　　　（文献2）より引用）

義された。

IHC法，ISH法の判定が，"equivocal"となった場合は，同じ検体を用いてIHCとISHを交代させたリフレックステストや，別の検体を用いた再検査が推奨されている。

ガイドラインのさまざまな基準は，改訂ごとの変更点の対象となっており，変遷してきているので，今後も注意が必要である。

さらには，前述のように作用機序の異なる薬剤も登場してきており，これまでのHER2検査だけではなく，新たな診断対象分子の検索や組み合わせについての検討が必要となってくる可能性がある。

HER2検査の精度管理

HER2検査は抗HER2療法の適応決定に直接関わるため，精度管理が極めて重要であり，コンパニオン診断全般に関して十分認識しておかなければならない。精度の高い検査を行うために，pre-analytical, analytical, post-analyticalの全ての行程に留意し，推奨されている検査方法を遵守する必要がある。さらには内部精度管理のみならず，外部精度評価によって，標本の質，病理判定の質についての客観的な評価を受けることも重要であり，日本病理精度保証機構などの外部精度評価へ参加することも大切である。

■ 文　献 ■

1) Wolf AC, Hammond EH, Hicks DG et al : Recommendations for human epidermal growth factor receptor 2 testingin breast cacer: American Society of Clinical Oncology/College of American Pathologists Clinical Practice guideline update. J Clin Oncol 31 : 3997-4014(2013)
2) 乳がんHER2検査病理部会：HER2検査ガイド乳癌編（第四版）(2014) p.2
3) 日本病理学会編：胃癌・乳癌HER2病理診断ガイドライン 第1版. 金原出版，東京（2015）

病理医が知っておきたいコンパニオン診断
3）消化器がん（HER2, RAS）

桑田　健*

*国立がん研究センター東病院病理・臨床検査科科長

Summary

消化管がんに対する分子標的治療薬のうち、適応判定のためのコンパニオン診断もしくはバイオマーカー検査が存在するものとして、胃がんに対する抗HER2抗体薬（トラスツズマブ（Tmab））、大腸がんに対する抗EGFR抗体薬（セツキシマブ（Cmab），パニツムマブ（Pmab））がある。Tmabでは免疫染色法によるHER2蛋白過剰発現ならびに in situ hybridization 法による *HER2* 遺伝子増幅の有無により適応判定が行われる。一方、Cmab, Pmab ではEGFRの下流に存在する *RAS* 遺伝子に対する遺伝子検査が実施され、活性型変異がない（野生型）であることを確認する。対象となる *RAS* 遺伝子については当初 *KRAS* エクソン2のみであったが、臨床試験の結果などを踏まえ、現在では *KRAS* エクソン2以外および *NRAS* を対象とした検査が実施される。いずれの検査もホルマリン固定パラフィン包埋病理組織標本を対象とすることがほとんどである。

消化器がんのうち消化管がんについて、本邦にて承認された分子標的治療薬にはトラスツズマブ（Tmab：抗HER2抗体），セツキシマブ（Cmab：抗EGFR抗体），パニツムマブ（Pmab：抗EGFR抗体），ラムシルマブ（抗VEGFR2抗体），ベバシズマブ（抗VEGF抗体），アフリベルセプト ベータ（VEGF阻害薬），レゴラフェニブ（汎チロシンキナーゼ阻害薬）がある。このうち、適応判定としてコンパニオン診断（もしくは特定のバイオマーカー）が存在するものは、Tmab, Cmab, Pmabであり、それぞれの適応対象はHER2過剰発現胃がん、EGFR陽性結腸・直腸がん、*KRAS* 遺伝子野生型結腸・直腸がんである。このうちCmabとPmabはどちらも抗EGFR抗体薬であるが、承認時に *KRAS* 変異による治療効果への影響（後述）が明らかでなかったCmabでは免疫染色法によるEGFR発現、その後 *KRAS* 遺伝子変異による薬剤感受性性が示された後に承認されたPmabでは *KRAS* 遺伝子変異野生型（変異がないこと）が適応基準となっている。ただしCmabについてもPmabと同様に *RAS* 遺伝子変異の有無を考慮することが使用上の注意として記載されている。また近年蓄積された多数の臨床研究データから、Pmabについては *KRAS* に加え *NRAS* 遺伝子を含めたいわゆる *RAS* 遺伝子変異を考慮することが使用上の注意として挙げられている。

HER2検査

切除不能進行・再発胃がんを対象とした第Ⅲ相国際共同治験（ToGA試験）によりTmabの有効性が示された[1]。ToGA試験では、①免疫染色法により腫瘍細胞の膜に

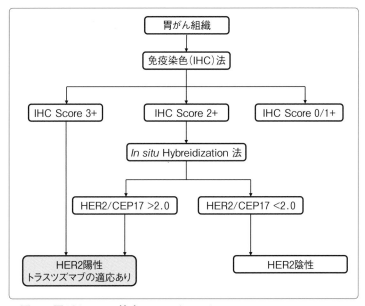

図1　胃がんHER2検査フローチャート
（胃癌HER2検査病理部会：HER2検査ガイド(第三版)より改変）

HER2が強発現，もしくは②FISH法により *HER2* 遺伝子増幅を示すことが登録条件となっていた。実際には3,803症例が登録され，スクリーニング検査を受けた3,665例中810例（22.1％）がHER2陽性とされている。一方，ToGA試験データを用いた探索的解析において，FISH法にて *HER2* 遺伝子増幅陽性となった集団のうち，免疫染色法にてHER2の発現がない（IHC Score 0）もしくは軽度（IHC Score 1+）であった症例に対しては，Tmabの有効性を統計上示せなかった。このため，本邦においては当初より抗HER2抗体を用いた免疫染色を先行し，強陽性（IHC Score 3+）となった場合にはHER2陽性胃がんと判定，中程度の染色性（IHC Score 2+）の場合には *in situ* hybridization（ISH）法による *HER2* 遺伝子増幅の有無を確認し，ISH法陽性（*HER2*遺伝子/第17番染色体セントロメア比2.0以上）となった場合のみHER2陽性と判定することが提唱され，日本病理学会胃癌HER2ガイドライン作成員会なども推奨している（図1）。また2016年の「胃癌HER2検査に関するASCO/CAPガイドライン でもこの方向性が示されている[2]。

なお，判定においては乳がんにおける判定基準に準ずるが，胃がんにおける腫瘍内不均一性に考慮し，生検では陽性細胞率10％カットではなく，5個以上の陽性細胞クラスターの存在を基準としている。また乳がんにおいては強陽性（IHC Score 3+）の判定には腫瘍細胞の膜全周性に染色されることが必要であったが，胃がんにおいては腺管構造内腔（apical）側ではHER2蛋白の局在しないことが多いことから，基底・側部（baso-lateral）のみの局在を示す場合でも陽性（IHC Score 3+）と判定できるようにした。

オフコンパニオン診断に用いる検査試薬のうち，免疫染色キットおよび遺伝子増幅判定用のISHキットは複数存在している。いずれもTmabの適応判定として実施する場合には，体外診断薬としての承認を得ているものを使用することが必要である。その実施に際して

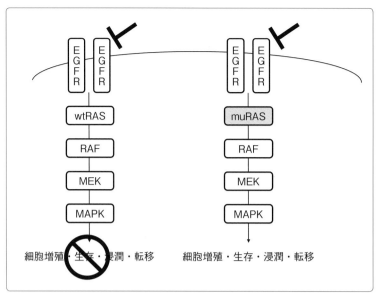

図2 EGFRの細胞内シグナル経路とRAS活性型変異の意義

は個々の試薬の添付文書を参照されたい。

RAS検査

上記のように，抗EGFR抗体の使用を考慮する場合にはCmab，Pmabのいずれの場合でもRAS遺伝子が野生型であることを確認することが重要である。

EGFRは受容体型チロシンキナーゼで，リガンド（EGF）と結合することで活性化され，細胞内シグナル伝達経路を介して細胞の増殖・生存などにかかわる。大腸がんにおいては約80％で過剰発現が認められ，その発生・進展に重要な役割を果たしていると考えられている。抗EGFR抗体薬であるCmabおよびPmabはEGFRに結合することでその活性化を抑制し，EGFRからの細胞内シグナル伝達を阻害すると考えられている。EGFRにより活性化される細胞内シグナル伝達経路としてはPI3K経路やRAS/RAF/MAPK経路，JAK/STAT経路などが存在する（図2）。

RAS遺伝子はGTPが結合することにより活性化するG蛋白として，細胞増殖等に深く関与している。RAS遺伝子はEGFRなど多くの受容体型チロシンキナーゼの下流に位置する細胞内シグナル伝達分子として機能するほか，それ自身が変異をきたすことにより活性化される。RAS遺伝子はKARS, NRAS, HRASからなる分子ファミリーを形成しており，このうちKRAS遺伝子については，活性化変異となるエクソン2（コドン12, 13）変異が大腸がんのおよそ30〜40％で認められる[3]。このようなKRAS活性化変異を有する大腸がんでは，EGFRの状態にかかわらずRAS/RAF/MAPK経路が恒常的に活性化されており，抗EGFR抗体による治療効果は低いと予想される。実際，本邦におけるPmab承認の根拠となった第II相臨床試験[4]において，比較的少数例による後解析ではあるが，治療効果が認められたのはKRAS野生型の症例のみであった。その後の臨床研究データから，KRASエクソン2変異を有する大腸がん症例では，化学療法への抗EGFR

抗体の上乗せ効果がないことが示されている。さらには，*KRAS*の活性化を引きおこすエクソン2以外の変異や，*NRAS*活性化変異でも抗EGFR療法の治療効果が期待できないことが示されている。

　以上を踏まえ，抗EGFR抗体の使用を考慮される症例では，*KRAS*に限らず広く*RAS*遺伝子変異の有無を確認する検査法が採用されている。実際の検査法として，古典的なダイレクト（サンガー）シークエンス法とPCR法を用いたものに大別される。ダイレクトシークエンス法では広い領域の配列を確認することができる一方，PCR法に比べ検出感度が低いことが問題となる。一般にダイレクトシークエンス法での検出限界は変異アレル頻度10～25％とされており（PCR法では1～5％），検討対象となる標本中に腫瘍細胞が20％以上の頻度で含まれていることが必要である。よって，ダイレクトシークエンス法を用いる場合には，標本中の腫瘍部分をマイクロダイセクション等で選択的に抽出する必要がある。PCR法については，Scorpion-ARMS法，F-PHFA法など様々な変異特異的増幅・検出系が開発されているが，詳細は成書を参照されたい。なお，複数の遺伝子を対象とするマルチプレックスPCR法と検出のためのLuminex法を組み合わせたMEBGENTM RASKETキットが開発され，この方法ではエクソン2以外の*KRAS*および*NRAS*変異を検出可能である。昨年にはこの原理を用いた切除不能進行・再発大腸がんの治療方針決定や，リンチ症候群の診断補助にかかわる*BRAF*遺伝子変異の道程も可能なMEBGENTM RASKET-Bキットも開発されている。

おわりに

　抗EGFR抗体薬の適応基準にみられるように，臨床試験データの蓄積により承認時の薬剤適応判定が修正される可能性を考慮しておく必要がある。また従来の1薬剤1コンパニオン診断（バイオマーカー）の考え方から，今後は1つの薬剤の適応判定のために複数の遺伝子変異の確認が必要になることも想定され，今後本邦にも本格的に導入される次世代シークエンサー（NGS）の重要性が増すと考えられる。またNGSにより1つのパネル検査が複数の薬剤選択に対応することも容易となる。実際，米国においては昨年Foundation One，Oncomine Dx Target TestなどがこのFDA承認を受けており，本邦においても同様の方向性になると予想される。

■ 文　献 ■

1) Bang YJ, Van Ctsem E et al：Trastuzumab in combination with chemotherapy versus chemotherapy alone for treatment of HER2-positive advanced gastric or gastro-oesophageal junction cancer（ToGA）：a phase 3, open-label, randomised controlled trial. Lancet 376：687-697（2010）
2) Bartley AN, Washington MK et al：HER2 Testing and Clinical Decision Making in Gastroesophageal Adenocarcinoma：Guideline From the College of American Pathologists, American Society for Clinical Pathology, and American Society of Clinical Oncology. Arch Pathol Lab Med 140：1345-1363（2016）
3) Watanabe T, Yosino T et al：KRAS mutational status in Japanese patients with colorectal cancer：results from a nationwide, multicenter, cross-sectional study. Jpn J Clin Oncol 43：706-712（2013）
4) Muro K, Yoshino T et al：Phase 2 Clinical Trial of Panitumumab Monotherapy in Japanese Patients with Metastatic Colorectal Cancer. Jpn J Clin Oncol 39：321-326（2009）

別冊 臨床腫瘍プラクティスⅢ

病理医が知っておきたいコンパニオン診断
4）血液がん（BCR-ABL, CCR4, CD20など）

大島孝一*

*久留米大学医学部病理学講座主任教授

Summary

　血液がんの治療に使用される薬剤の体外診断では，特に悪性リンパ腫の領域でその研究・開発が進んでいる。抗CD20抗体，抗CD22抗体などを用いたB細胞性リンパ腫の治療，抗CCR4抗体を用いたT細胞性リンパ腫の治療，さらに抗CD30抗体によるホジキンリンパ腫などへの治療を行う際，その効果予測のために体外診断は欠かせない。多くは免疫染色による診断となるが，抗CCR4抗体については体外診断医療薬（コンパニオン診断薬）が用いられる。慢性骨髄性白血病については，治療に先だって染色体分析によりフィラデルフィア染色体のBCR-ABL遺伝子異常を診断する。また，急性骨髄性白血病ではCD33抗原が，骨髄腫ではCD38抗原が診断の対象となる。

　悪性リンパ腫，白血病は，2017年WHO分類が新しくなり，遺伝子が入ってきて，非常に複雑になっている[1]。悪性リンパ腫の治療は，さまざまな点での進展があった。特に，抗CD20抗体（リツキシマブ：rituximab）によって，B細胞性リンパ腫の治療成績，奏効率，予後は著明に改善をみている。また，抗体医薬のリツキシマブ維持療法がindolent lymphomaの無増悪期間の延長をもたらしている。また，T細胞性リンパ腫では，抗CCR4抗体による治療効果が期待されている。さらにB細胞性リンパ腫のCD22に対する抗体治療，ホジキンリンパ腫，未分化大細胞型に対するCD30抗体治療，ALK陽性の未分化大細胞型に対するALK阻害薬と，新規薬剤の出現が期待されている（表1）[2,3]。また，急性骨髄性白血病にはCD33抗体治療，骨髄腫にはCD38抗体治療，慢性骨髄性白血病には*BCR-ABL*に対するイマチニブなどが開始されている。これら分子標的治療薬の効果に対する体外診断はますます重要となっている。

悪性リンパ腫

1．CD20抗原について

　CD20は図1のように細胞膜を4回貫通し，細胞外に大小2つのループを形成する膜蛋白で，細胞質が50%，細胞膜が35%，細胞表面が15%を占めるとされている[4]。例えば，リツキシマブとオファツムマブは抗原認識部位が異なり，後者は細胞表面の大ループおよび小ループを含む，リツキシマブとは異なるエピトープに結合することでCDC活性を増強すると考えられている[4]。

　モノクローナル抗体が臨床的に有効であるために，標的とする抗原として，①腫瘍に，あるいは器官に特異的，②血中に循環しない，③モノクローナル抗体結合後に脱落や内在化あるいは変化をしない，④正常細胞の欠落に

表1 新規悪性リンパ腫に対する抗体治療・分子標的治療

(文献2), 3) より改変)

薬剤名		標的分子	特徴
抗体治療			
Rituximab	B細胞リンパ腫	CD20	最初に開発されたもので R-CHOP などの抗がん薬との複合治療で B 細胞リンパ腫の治療の進歩をもたらした。
Ibritumomab	低悪性度B細胞リンパ腫	CD20	yttrium-90標識抗マウスモノクロナール抗体
Ofatumumab	B細胞リンパ腫	CD20	完全ヒト化抗CD20抗体
GA101	B細胞リンパ腫	CD20	ヒト化抗CD20抗体
AME-133v	濾胞性リンパ腫	CD20	ヒト化抗CD20抗体
Inotuzumab	B細胞リンパ腫	CD22	calicheamicin抱合抗CD22ヒト化抗体
Mogamulizumab/ KW-0761	ATLL PTCL-NOS	CCR4	ヒト化抗CCR4抗体
Brentuximab	ホジキン未分化大細胞型リンパ腫	CD30	トキシン結合型ヒト化抗体
Nivolumab, Pidilizumab	ホジキンびまん大細胞型B細胞リンパ腫	PD-1	ヒト化抗PD-1抗体
分子標的治療			
Fostamatinib	B細胞リンパ腫	SYK	B細胞受容体(BCR)シグナル下流のSYKが標的
Ibrutinib	B細胞リンパ腫	BTK	B細胞受容体(BCR)シグナル下流のSYKのさらに下流のBTKが標的
Denileukin diftitox	T細胞リンパ腫	CD25	IL2にジフテリア毒素が結合しているもので CD25発現T細胞リンパ腫が対象となる
TAE684	ALK陽性未分化大細胞型リンパ腫	ALK	ALKのキナーゼドメインのATP結合部を標的とした小分子阻害薬

より，重大な効果をもたらさない．といった特徴が不可欠である．CD20抗原は，①B細胞分化過程で一定の時期しか発現しない，②遊離蛋白として血中を循環しない，③リツキシマブと結合後も脱落も内在化も変化もしない，④形質細胞には発現せず，CD20を発現するB細胞の再生が容易である．といった利点があり，一般的にリツキシマブ投与後は，すぐに末梢血のCD20陽性のB細胞はフローサイトメトリー（以下フローサイト）では検出できなくなり，半年後に検出できるようになる．これは，B細胞が減少することに加え，リツキシマブによるマスキング効果と考えられている．

免疫染色の判定方法には，①細胞を単離しフローサイトを使用するものと，②組織切片を使用するものがある．一般的にフローサイトは細胞膜表面を認識し，組織切片では，細胞膜表面および細胞質が認識できると考えられている．

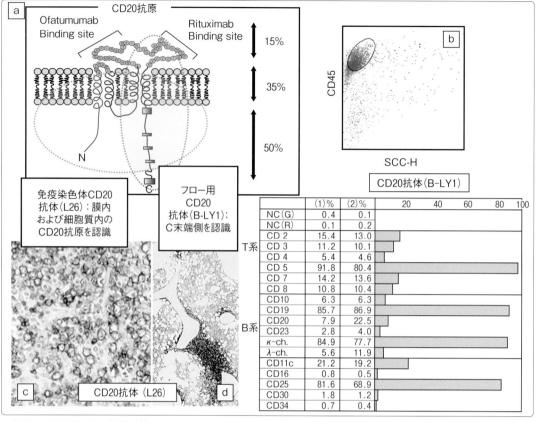

図1 CD20抗原および抗体
 a：CD20は細胞膜を4回貫通し，細胞外に大小2つのループを形成する膜蛋白で，細胞質が50%，細胞膜が35%，細胞表面が15%を占めるとされている．オファツムマブは，細胞表面の大ループおよび小ループを含む，リツキシマブとは異なるエピトープに結合する（文献4）より）．
 b：フローサイトで使用するCD20抗体B-LY1はC末端側を認識するとされ，B細胞リンパ腫でも，リツキシマブ投与後の再発例などでは，フローサイトで陰性であることがある．
 c：組織でのCD20抗体L26は，主として膜内および細胞質内のCD20抗原を認識するとされている．
 d：濾胞性リンパ腫などの低悪性度B細胞リンパ腫は骨髄に浸潤する（CD20染色）．

　フローサイトで使用するCD20抗体B-LY1はC末端側を認識するとされ，抗体薬のGA-101と同じと考えられており，組織でのCD20抗体L26は，主として膜内および細胞質内のCD20抗原を認識するとされている．そのため図1のように，B細胞リンパ腫でもリツキシマブ投与後の再発例などでは，フローサイトで陰性であるが，組織での免疫染色では，陽性といった現象が起こるので注意が必要である．また，まれにではあるが，リツキシマブの投与がないにも関わらず，フローサイトで陰性，組織で陽性となる症例がみられる（図1）．

　イブリツモマブチウキセタンは抗CD20抗体に放射性同位元素イットリウム90（^{90}Y）を結合させたもので，β線を放出し，平均5 mm（100～200細胞）の細胞が障害を受ける．リツキシマブ不応性のB細胞リンパ腫を中心に高い奏効率がみられている[3]．注意すべき点として濾胞性リンパ腫などの低悪性度リンパ腫は骨髄に浸潤する場合，骨稜に浸潤しやすい傾向があり，このような場合，骨髄ニ

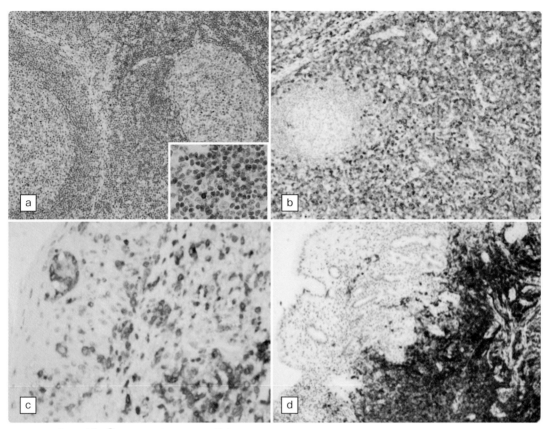

図2 ポテリジオ®テストによるCCR4染色
 a：反応性リンパ節では，リンパ濾胞間に少数のCCR4陽性細胞（窓枠）がみられる。
 b：ATLLのリンパ節では，多数のCCR4陽性細胞がみられ，腫瘍細胞の大多数は強陽性である。上部にみられる陰性部位は残存リンパ濾胞である。
 c：ATLLの皮膚でも，腫瘍細胞の大多数は強陽性で，ポートリエ微小膿瘍のATLL細胞も陽性である。
 d：ATLLの胃でも，腫瘍細胞の大多数は強陽性である。

ッチの造血幹細胞は障害を受けやすく，高度の造血障害が起こるので，注意を要する（図1）。

2．抗CD22抗体

イノッズマブ（CMC544），ヒト化IgG4ヒトCD22モノクローナル抗体と細胞障害性抗生物質カリケアマイシンを結合させた薬剤で，CD22抗原は成熟B細胞やB細胞系腫瘍細胞には発現するが，リンパ系前駆細胞には発現を認めず，またメモリーB細胞から形質細胞に分化していくと消失する[3]。そのため，CD20が陰性のB細胞性リンパ腫，リツキシマブ耐性のものに有効であると考えられている。

3．抗CCR4抗体

モガムリズマブは，本邦ではじめて開発製品化されたヒトIgG1モノクローナル抗体で，抗体が保有する糖鎖のうちフコースの量を低減させることにより，ADCC活性が飛躍的に向上し，標的細胞が効率的に殺傷される。CCR4はTh2細胞や制御性T細胞（Treg）表面に発現しているG蛋白質共役型7回膜貫通

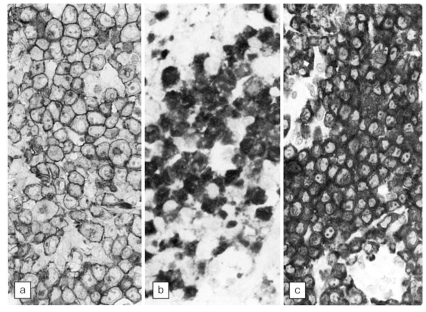

図3 ALK + ALCL の免疫染色
 a：未分化大細胞型リンパ腫 ALK 陽性，免疫染色で CD30/Ber-H2 が陽性である。この症例では，特に細胞膜と細胞質内のゴルジ野に陽性である。
 b,c：ALK の検出が診断の決め手となる。転座により異なる染色パターンを示す。例えば t（2；5）転座では核，核小体と細胞質に陽性（b），t（2；5）（p23；q35）染色体転座以外の，例えば t（1；2）（q25；p23）染色体転座など t（1；2）転座では細胞質のみに陽性（c）となる。

型のケモカイン受容体である。主には末梢性T細胞性リンパ腫（PTCL）・白血病に発現しており，PTCL 非定型の 3 割に発現している。また成人 T 細胞性白血病・リンパ腫（ATLL）の 9 割以上に発現がみられる。また菌状息肉症にも発現がみられる。モガムリズマブの臨床第 I 相試験で，奏効率は 31.3% であった[5]。

CCR4 の陽性を確認するためには，これまで多くは CCR4（Clone 205410）抗体が使用されているが，認識部位がモガムリズマブと異なることもあり陽性率がやや低い傾向にある。そのため，モガムリズマブの治療対象者を判定する体外診断医療薬（ポテリジオ®テスト）が市販されている。

これまで，抗体薬の紹介をしてきたが，悪性リンパ腫においては，ポテリジオ®テストが唯一の体外診断医療薬であり，CD20，CD22，CD30 などに関しては，抗体薬と異なる抗体を使用した免疫染色となり，正確な意味では，抗体薬の使用に対しての抗原の発現の評価が困難な状況である。しかしながら，使用法によっては，CCR4（Clone 205410）抗体は認識部位が異なるため，再発時にマスキングによってポテリジオ®テストが陰性であっても陽性となるため，再発を認識するためには有効である（図2）。

4．分子標的治療薬

ALK 阻害薬に関しては前項を参照されたい。ALK 陽性の anaplastic large cell lymphoma（ALCL）の *ALK* 転座において，t（2；5）（p23；q35）染色体転座が多く，それ以外にも t（1；2）（q25；p23），inv（2）（p23；

q35）など，幾つかの染色体転座が知られている[1]。しかしながら，ALK は転座により異なる染色パターンを示す。例えば t（2；5）転座では核，核小体と細胞質に陽性，t（1；2）転座では細胞質のみに陽性，また t（2；17）転座では細胞質内に微細顆粒状の陽性像となる（図3）。

白血病

1．CML　慢性骨髄性白血病 （chronic myeloid leukemia）

CML でフィラデルフィア（Ph）染色体が発見され，9番染色体と22番染色体の相互転座 t（9；22）（q34；q11）に由来することが判明し，9番染色体上のチロシンキナーゼ型細胞性がん遺伝子 ABL が22番染色体上の BCR 遺伝子に転座するため，本来の BCR の転写ユニット内に ABL が組み込まれた BCR-ABL キメラ mRNA が産生され腫瘍化が起こる。遺伝子異常は，染色体分析（G バンド法，FISH 法），RT-PCR 法での BCR-ABL 遺伝子を確認する[6]。BCR-ABL キメラ mRNA に対してチロシンキナーゼ阻害薬のイマチニブ，ニロチニブ，ダサチニブなどが使用される。また BCR-ABL 遺伝子変異のうち，T315I 変異が検出された場合ポナチニブが使用される[6]。

2．AML　急性骨髄性白血病 （acute myeloid leukemia）

骨髄球のマーカーである CD33抗原が陽性の再発または難治性の AML の場合は，抗体薬のゲムツズマブオゾガマイシンが使用される[6]。

骨髄腫

形質細胞のマーカーである CD38抗原が陽性の再発または難治性の骨髄腫の場合は，抗体薬のダラツムマブが使用される[6]。

■ 文　献 ■

1) Swerdlow SH et al：World Health Organization Classification of Tumors：Tumors of Haematopoietic and lymphoid tissues. International Agency for Research on Cancer（IARC）Press, Lyon France（2017）
2) 小椋美知則：新規治療薬の開発状況．Current Therapy 27：59-66(2009)
3) 横山雅大：悪性リンパ腫の抗体療法．血液フロンティア 20：21-29(2010)
4) Cheson BD：Ofatumumab, a novel anti-CD20 monoclonal antibody for the treatment of B-cell malignancies. J Clin Oncol 28：3525-3530(2010)
5) Yamamoto K, Utsunomiya A, Tobinai K et al：Phase I study of KW-0761, a defucosylated humanized anti-CCR4 antibody, in relapsed patients with adult T-cell leukemia-lymphoma and peripheral T-cell lymphoma. J Clin Oncol 28：1591-1598(2010)
6) 谷脇雅史編：造血器腫瘍アトラス　改訂5版．日本医事新報社，東京（2016）

2 病理医が知っておきたいコンパニオン診断

5）皮膚がん（BRAF）

森　泰昌*

*国立がん研究センター中央病院病理・臨床検査科

> **Summary**
>
> 悪性黒色腫のバイオマーカーとして，BRAFが知られている。治療薬としてはBRAF阻害薬のベムラフェニブとダブラフェニブがあるが，各々のコンパニオン診断薬として，前者にはコバス®BRAF V600変異検出キット，後者にはTHxID® BRAFキットが認可されている。
>
> いずれの検索でも検体のクロスコンタミネーションを避ける処置が求められる一方，検査オーダーから組織評価，試料作成を経て検査へと進む間にはある程度の時間を要することから，検査日程については主治医と密にコミュニケーションを取ることが望まれる。

悪性黒色腫の遺伝子変異

1．BRAF阻害薬とそのコンパニオン診断

悪性黒色腫は皮膚がんの代表的な悪性腫瘍であり，本邦において10万人に1～2人という希少がんである。その予後は不良であり，進行例に対する治療法は限られていた。近年新たなブレイクスルーとして2種のBRAF阻害薬が承認されている。これまで悪性黒色腫の治療薬として使用されてきたアルキル化剤系抗がん薬であるダカルバジンに対する優越性が証明されたベムラフェニブ（2014年12月承認），とダブラフェニブ（2016年5月承認）である。これらの薬剤は，BRAFの活性化型変異部に対し腫瘍抑制効果を期待している。遺伝子の変異を確認する方法は次世代シークエンサー，サンガー法などのダイレクトシークエンス法やリアルタイムPCR法等がある。現状では，これらの薬剤は臨床試験時からコンパニオン診断薬を用いて対象を選別

しているため，それぞれ専用の診断薬キットを用いBRAF活性化型変異を確認することが必要となる。コンパニオン診断薬としてベムラフェニブには，コバス®BRAF V600変異検出キットが，ダブラフェニブにはTHxID® BRAFキットが体外診断用医薬品として認可されている。BRAF活性化型変異の多くがBRAF V600（コドン600のバリン）の変異であることから，これらの診断医薬品はいずれもコドン600領域をターゲットとした蛍光プローブを用いたリアルタイムPCR法により同部位の活性化型変異の診断を行っている。判定に用いる試料は，ホルマリン固定パラフィン包埋（FFPE）検体であるため，病理医の関与が求められる。そのため，まず病理医がそれぞれの方法や特性について理解していることが求められる。下記にそれぞれのコンパニオン診断薬キットの特徴について添付文書の記載を元に概説する。

2．コバス®BEAF V600 変異検出キット

ベムラフェニブ投与前の悪性黒色腫のみを対象としている。検査に用いられる DNA の5％以上に V600E 遺伝子変異が含まれている際に，陽性と判定されるように設計されている。また活性化型 BRAF 変異である V600K，V600D に対しても交差性を示すとされている。測定原理はリアルタイム PCR であり，一方のプローブは野生型，もう一方は変異型を検出するように設計されている（プローブの設計は開示されていない）。添付文書による方法では，測定する試料は強酸を用いた脱灰処理のされていない試料であり，FFPE 作成後12ヵ月以内のもの（15〜30℃保管）を使用する。薄切した連続切片1枚を H&E 染色し，腫瘍細胞と正常細胞の大まかな面積比率で腫瘍が50％を超える切片を用いること。DNA 抽出には5μm に薄切した組織を用い，腫瘍比率が50％を下回る場合マクロダイセクションにて腫瘍比率を高めてから行うこととされている。なお，自施設でコンパニオン診断を行う際には検出キットのみではなく，コバス® 4800 システム z480を用いた判定が必要となる。

3．THxID® BRAF キット

ダブラフェニブおよび併用されるトラメチニブ（MEK 阻害薬）投与前の悪性黒色腫のみを目的としている。測定原理はリアルタイム PCR であり，検査に用いられる DNA の5％以上に V600E ないし V600K 遺伝子変異が含まれている際に陽性と判定し得る。本キットは，V600E，V600K 遺伝子それぞれに特異的なプローブと内部コントロールとして BRAF 遺伝子の非多型領域のプローブを，2種の異なる色素をプローブに付与している（プローブの設計は開示されていない）。また活性化型 BRAF 変異である V600D に対しても交差性を示すとされている。添付文書による方法では，測定する試料は外科的切除後すみやかに10％ホルマリン固定し（固定時間は14〜24時間まで），包埋前にホルマリン残渣を除去するために完全に乾燥させた FFPE 試料を使用する。薄切した連続切片1枚を H&E 染色し，腫瘍細胞と正常細胞の大まかな面積比率で腫瘍が80％を超える切片を用いること。DNA 抽出には10μm 厚切片は面積として20mm^{3}以上250mm^{3}未満，切片は8枚まで，5μm 厚切片は面積として40mm^{3}以上500mm^{3}未満，切片は16枚までの薄切した組織を用い，腫瘍比率が80％を下回る場合マクロダイセクションにて腫瘍比率を高めてから行うこととされている。なお，自施設でコンパニオン診断を行う際には検出キットのみではなく，アプライドバイオシステムズ® 7500Fast Dx リアルタイム PCR 装置を用いた判定が必要となる。

いずれの検索を行うとしても，外部へ委託し検査を行う場合，ここまでを自施設で処理する必要がある。当然のことながら，クロスコンタミネーションを避けるために検体ごとの薄切メスの交換や汗や唾液に含まれる DNAase による分解を避けるための手袋の汚染を避ける処置が求められる。また同じ活性化型 BRAF の検索を行うとしても若干の違いがあることに留意されたい。

BRAF 遺伝子

B-Raf proto-oncogene, serine/threonine kinase（BRAF）は，染色体7q34,18エクソンからなる遺伝子であり，RAS-RAF-MEK-ERK-MAP キナーゼ細胞応答と増殖シグナルを仲介する経路の一分子である。RAF 遺伝子にコードされる蛋白は細胞質内のセリン／スレオニン酵素を介し RAS に結合すること

表1 BRAF活性化型変異

BRAF変異パターン	アミノ酸	変異	コドン600の塩基配列	キナーゼ活性
Wild type	Valine		GTG	
V600E	Glutamin acid	c.1799T>A	GAG	High
V600K	Lysin	c.1798_1799delGTinsAA	AAG	High
V600D	Aspartic acid	c.1799_1800delTGinsAT	GAT	High
V600R	Arginine	c.1798_1799delGTinsAG	AGG	High
V600G	Glysin	c.1799T>G	GGG	Intermediate
V600M	Methyonine	c.1798G>A	ATG	Intermediate

が知られている。BRAFのミスセンス変異は悪性黒色腫の約50%に認められる。なかでもV600Eと呼称されるコドン600のバリンからグルタミン酸に置換する活性化型変異はBRAF変異全体の約70〜80%と高頻度に認められることが知られている。その他V600K（5〜12%）、V600R（3〜7%）、また希なバリアントとしてV600M, V600D, V600G（<5%）がある[1]（表1）。これらの活性化型変異は上流からのシグナルを受けずとも常時活性化が起こり、下流へとシグナルが進み細胞増殖へ繋がる。これらの変異が起こることは、腫瘍のドライバー変異となり得る[2]。これらの活性化型変異はRAS非依存BRAF活性型モノマー（class 1）、常時活性型ダイマー（class 2）、キナーゼ活性が低いあるいはない（class 3）に別れる[3]。前述したようにコンパニオン診断薬の評価は頻度の高い変異のみをターゲットとしているため、頻度の低い変異には対応できていないことへの理解が必要である。また今後の対応が望まれる。

悪性黒色腫の遺伝子変異のバリエーション

最も多い皮膚型悪性黒色腫は、BRAF変異が最も多く、45〜50%でNRAS変異は20〜30%程度に認められる。日本人を含めたアジア人に多い粘膜悪性黒色腫、末端黒子型黒色腫では、BRAF変異は約10%、c-kitが約20%、NRAS変異は15%程度に認められる。また眼球内脈絡膜悪性黒色腫では、GNAQかGNA11のいずれかが全体の90%程度に認められ、特異なグループとして認識されている[4]。

BRAF阻害薬コンパニオン診断への対応とピットフォール

現在国立がん研究センターでは、年間を通じて多くの検査を行っている。その際に必要と考えられる対応とピットフォールについても述べたい。まず病理医としてFFPE試料からの腫瘍率の評価やマクロダイセクションにて腫瘍比率を一定以上に濃縮する必要がある。黒い腫瘤の領域はメラノファージや壊死、凝血の可能性もあるため、必ずしもviableな腫瘍であるとは限らない。組織を評価せずに全てを提出試料としてサンプリングすると、腫瘍率が低く陰性と判定されるリスクが増加するので、サンプリングにあたっては再度の組織学的な評価が望まれる。一方、小さな検体では、サンプリングを優先するあまり

病変の深度などの重要な診断項目が十分に評価できないことがないように留意が必要である。手術検体の処理時間も重要であるが，包埋前にホルマリンをよく乾燥／除去することは，その後の protein K 活性を阻害しないために重要である。腫瘍によっては，細胞質内のメラニン顆粒が非常に濃いことがある。これらの多量のメラニン顆粒は PCR の酵素活性を阻害することが知られており，十分な量の腫瘍率があるにも関わらず検査が fail と報告される可能性もある。また BRAF 変異解析は保険適用（6,520点）されているが，当該薬剤の投与方針の決定までの間に1回を限度として算定することとなっている。試料の処理に起因する fail や再検査は，治療の進行を妨げるだけではなく費用の面からも損失が多く，適切な検体処理が望まれる。

また，主治医の検査オーダーから病理医の組織評価，試料作成を経て検査へと進む間にはある程度の時間を要する。BRAF 阻害薬や BRAF+MEK 阻害薬は根治切除不能な進行例でもある程度の腫瘍抑制効果が見込まれるため，進行が早い悪性黒色腫ではできるだけ早期の変異検索結果報告が求められる。FFPE からの未染標本作製を含め適切な対応を行う一方で，主治医へは結果報告までのおおよそのスケジュールやタイムラグ（検査を行う日程までのブランク）について密にコミュニケーションを取ることが望まれる。近年の悪性黒色腫に対する分子標的治療は臨床試験の迅速化による多種の薬剤が登場している。悪性黒色腫に対しても BRAF 阻害薬 MEK 阻害薬併用から免疫チェックポイント阻害薬（抗 PD-1抗体）や抗 CTLA-4抗体を含めすべての進捗を把握することは大変困難であるが，今後も最新の情報からそれぞれの特性を理解する必要が求められていくものと考えられる。

■ 文　献 ■

1) Zoi K et al：New perspectives for targeting RAF kinase in human cancer. Nature Rev **17**：676-691 (2017)
2) Zhan Y et al：Tumours with class 3 BRAF mutants are sensitive to the inhibition of activated RAS. Nature **548**(10)：234-238 (2017)
3) Helen D et al：Mutation of the BRAF gene in human cancer. Nature **417**(27)：949-954 (2002)
4) 並川健二郎：メラノーマに対する分子標的治療　日本皮膚科学会雑誌　**127**：2623-2629 (2017)

3 コンパニオン診断と品質管理
1) コンパニオン診断における精度管理

鬼島　宏[1]・増田しのぶ[2]・白石泰三[3]

[1] 弘前大学大学院医学研究科病理生命科学講座教授
[2] 日本大学医学部病態病理学系腫瘍病理学分野主任教授
[3] 桑名市総合医療センター病理診断科部長

Summary

コンパニオン診断を含む「病理診断」の精度管理としては，病理診断自体の信頼性の確保，および診断資質向上を目指した調査・診断支援などが必須である。当初は，日本病理学会精度管理委員会活動として，コンパニオン診断に関する全国的かつ永続的な精度管理システムの構築が計画された。その後，日本病理学会・日本臨床衛生検査技師会および臨床系学会との連携の下で設立された非営利活動法人（NPO法人）日本病理精度保証機構の精度管理支援事業へと継承され，多くの医療施設の外部精度評価活動が実施されるとともに，各施設内での精度管理支援や精度管理に関する教育・啓発活動が実践されている。

コンパニオン診断を含む「病理診断」の精度管理としては，病理診断自体の信頼性の確保に加えて，診断精度の向上を図る観点から，診断資質向上を目指した調査・診断支援などが挙げられる。病理診断医の慢性的不足の現状において，個々の医療施設ないしは病理医における病理診断の信頼性を客観的に示すことは困難である。このため，現時点での病理診断の精度管理は，主として診断資質向上を目指した調査・診断支援となり，この具体例としては，①内部精度管理（施設ごとの精度管理）・外部精度管理（医療関連団体が行う多施設の精度管理），②コンサルテーションを含む診断支援体系，③診断講習会・症例検討会などの教育・啓発活動が挙げられる。病理診断は，悪性腫瘍を含めた多くの疾患の確定診断に不可欠であるのに加え，近年は治療方針決定などにも大きく寄与している[1]。このため，質の高い病理診断は，適切な医療の実践に直結する。

これまでの病理診断では，標本作製から診断報告までの過程で，各医療施設が自らの努力により精度管理を行ってきた。しかしながら現在は，全国レベルでの医療の均てん化が求められ，標準化された病理標本を基に，質の高い病理診断が行われるべきと考えられる。そこで，平成26年3月に日本病理学会・日本臨床衛生検査技師会および臨床系学会との連携の下で設立された非営利活動法人（NPO法人）日本病理精度保証機構は，精度管理支援事業として，参加する医療施設の外部精度評価活動を実施するとともに，各施設内での精度管理支援や精度管理に関する啓発活動も行うこととした（図1）。

日本病理学会精度管理委員会活動としてスタート

日本病理学会精度管理委員会活動として，

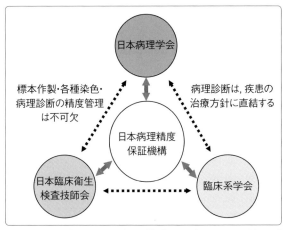

図1 日本病理精度保証機構—医療における位置づけと関連学会
日本病理精度保証機構は，日本病理学会・日本臨床衛生検査技師会および臨床系学会（日本乳癌学会，日本胃癌学会，日本肺癌学会，日本リンパ網内系学会）との連携の下，質の高い病理診断のために，病理技術・診断基準の標準化を目指した精度管理を実現する。

コンパニオン診断に関する全国的かつ永続的な精度管理システムの構築を目標とした計画が策定された[2,3]。当初は，精度管理委員会でHER2免疫組織化学染色の精度管理に必要なコントロール標本の試作を行った。参加希望施設を募って，このコントロール標本に対してHER2免疫組織化学染色を行ってもらい，レビューアー（乳腺病理専門医）が染色性等を評価することで，染色の施設間差を検討した。

その後，病理診断の精度管理システム構築には，関連する臨床系学会との連携は必須との判断がなされ，「乳癌の免疫染色（ER，PgR，HER2）に関する精度管理システム確立」をテーマとして，平成21年度末に日本病理学会・日本乳癌学会の連携で拡大精度管理委員会としての乳癌ワーキンググループが設置された。この精度管理システムは，①アンケート実施および標本配布回収期間（平成22年度），②施設間差異解析および再実施期間（平成23年度），③結果の最終解析（平成24年度）の3段階で行われた。

組織アレイ（tissue microarray：TMA）を用い，多施設参加による乳がんの免疫染色サーベイを行ったところ，いくつかの点が明らかとなった[4]。具体的には，①ホルマリン固定パラフィン包埋材料の作製条件の差異，②使用する抗体自体の染色性の差異，③免疫染色条件の違い（前二者の要因を含む）に伴う染色結果の多様性，④免疫染色標本の評価のばらつき，などである（図2〜4）。

日本病理精度保証機構の事業として発展

日本病理精度保証機構の設立当初（平成26年度）は，年度後期からの事業となった。ER，PgR，HER2の精度管理を中心に，精度管理の基礎・応用に関する教育研修会が行われた。平成27年度以降の日本病理精度保証機構は，年度ごとにテーマを決め，①年度前期にTMAを用いた免疫染色サーベイ，②年度後期にバーチャルスライドを用いたフォトサーベイ，③年度末に教育・研修会の3本立て

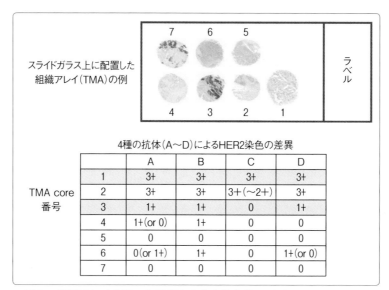

図2 組織アレイを用いた乳がんの免疫染色サーベイ
組織アレイ（tissue microarray：TMA）を用いて，1枚のスライドガラス上に，5〜7個の組織（core）を配置し，1回で複数の組織を染色する（図上段）。使用する抗体によって，HER2の染色性が異なることが示されている（図下段）。

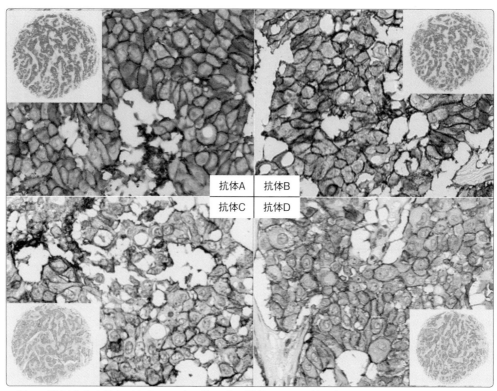

図3 適切な免疫染色が行われても，使用する抗体によって染色性が異なる例
これは，抗体の多様性によるもので，抗原認識部位が異なることなどに由来している。この図は，同一の標本（HER2陽性，score 3）を染色した結果で，4種の抗体（抗体A〜D）によるHER2染色の差異を示している。

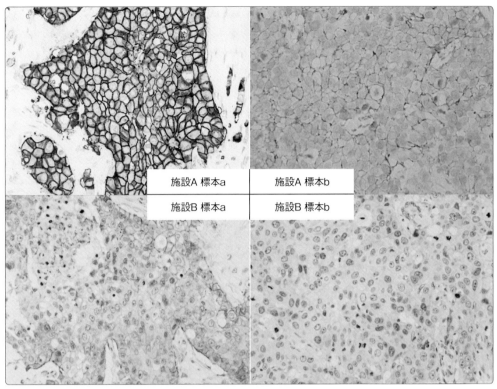

図4 施設により,免疫染色の染色性が異なる例
新鮮材料採取法,ホルマリン固定を含めた病理標本作製方法,および染色標本の判定基準の概要が定められているものの,各施設によりこれらの条件が若干異なる。このような条件の違いが,染色性の違いや判定結果の違いとして表れる。この図は,異なる施設のHER染色結果である。施設Aの標本a,標本bと比べて,施設Bの標本a,標本bでは染色性が弱いことが示されている。

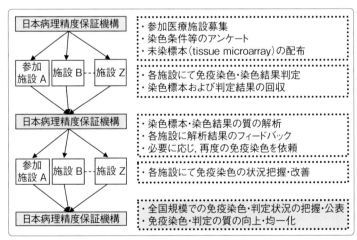

図5 日本病理精度保証機構の事業
「組織アレイ(tissue microarray:TMA)を用いた,他施設参加による免疫染色サーベイ」は,日本病理精度保証機構で年度前期に行っている主要な事業活動である。

表1　日本病理精度保証機構の事業活動

	染色サーベイ(前期)	フォトサーベイ(後期)	教育・研修会(年度末)
平成26年度(2014)		乳癌 ER, PgR, HER2 の免疫染色	ER, PgR, HER2 の精度管理
平成27年度(2015)	消化管KITの免疫染色	胃癌 HER2 および GIST(消化管間質腫瘍)の免疫染色	胃癌 HER2 および GIST(消化管間質腫瘍)KITの精度管理
平成28年度(2016)	悪性リンパ腫 CD30 免疫染色	悪性リンパ腫フォトサーベイ	悪性リンパ腫 CD30 および免疫パネルを用いた精度管理
平成29年度(2017)	肺癌 TTF-1, p40, ALKの免疫染色	肺癌フォトサーベイ(HE, 免疫染色)	肺癌 TTF-1, p40, ALK, 免疫パネルを用いた精度管理
平成30年度(2018)	神経内分泌腫瘍の免疫染色(予定)	原発不明癌フォトサーベイ(予定)	

で行うことが定着しつつある(図5, 表1)。今後も, 年度ごとのテーマの設定を基盤に, 継続的な活動を行う予定である[5]。

日本病理精度保証機構の事業活動は, ようやく軌道に乗りつつあるのが現状である。将来的には, 参加医療施設の増加および事業活動の充実により, 真の意味での全国レベルでの医療の均てん化の下で, 標準化された病理標本による質の高い病理診断という目標が達せられる。

おわりに

従来は, コンパニオン診断を含む病理診断の外部精度管理を担う機関が存在しなかった。現在は, NPO法人日本病理精度保証機構の事業活動として, 参加医療施設の外部精度評価, および各施設内での精度管理支援や精度管理に関する教育・啓発が行われている。今後, 継続的な活動展開が, コンパニオン診断の精度向上, ひいては国民全体の医療向上に繋がって行く。

■ 文　献 ■

1) 畑中　豊, 久保田佳奈子, 松野吉宏：分子病理診断の標準化と精度管理. 病理と臨床 29：346-352(2011)
2) 鬼島　宏, 羽場礼次：日本病理学会における精度管理への取り組み. 病理と臨床 29：365-371(2011)
3) 日本病理学会精度管理委員会ホームページ(精度管理委員会活動の他, 各種ガイドライン, 精度保証に関する情報が掲載) http://pathology.or.jp/committee_qualityassurance/
4) 増田しのぶ, 熊木伸枝, 津田　均：HER2検査の精度管理. 病理と臨床 29：353-359(2011)
5) 日本病理精度保証機構ホームページ(設立当初よりの日本病理精度保証機構の事業活動が掲載) http://www.jpqas.jp/

3 コンパニオン診断と品質管理

2）次世代シークエンサーを用いたマルチプレックス・コンパニオン診断および遺伝子パネル検査における品質管理

畑中　豊[*1)]・畑中佳奈子[*2)]・天野虎次[*3)]・齋藤辰朗[*4)]

*北海道大学病院ゲノム・コンパニオン診断研究部門　[1)]病理診断科/病理部特任准教授
[2)]臨床研究開発センター生体試料管理室特任講師
[3)]臨床研究開発センター生体試料管理室特任助教
[4)]株式会社理研ジェネシス

Summary

　次世代シークエンサーを用いたゲノム診断（マルチプレックス・コンパニオン診断および遺伝子パネル検査）が，まもなく本邦においても本格的に臨床導入される状況となった。これまで臨床研究や自由診療下で行われてきたが，今後，コンパニオン診断についてはコンパニオン診断薬が承認された BRAF 変異検査として，遺伝子パネル検査については，IVD 承認取得を目指す NCC Oncopanel 等を用いた先進医療として，がん診療に急速に組み込まれることとなる。そうした中，重要となるのが，検査の品質保証体制である。がん領域におけるこれまでの検体検査とは異なり，ゲノム診断は多工程から構成されており，品質管理が必要となる項目は多岐にわたっている。がん診療における診断・検査のフロントラインにいる病理医や病理技師は，この品質管理の一翼を担うこととなり，対応可能な人材の育成は喫緊の課題となっている。

　2015年の米国におけるプレシジョンメディスン構想の発表以降，次世代シークエンス技術（next-generation sequencing：NGS）の発展・普及を背景に，ゲノム医療の実用化が急速に進んでおり，とりわけ，この構想でもフォーカスされゲノム異常の情報に基づいた治療の選択が可能となるがん領域は，その先駆けとなっている。NGS を用いることにより，複数のゲノム異常（遺伝子変異，欠失，挿入，遺伝子融合，コピー数異常等）が同時かつ網羅的に検出でき，これにより治療効果予測のみならず，確定診断や分子サブタイピング，予後予測が可能となる。がん診療における NGS の活用法としては，現在リアルタイム PCR 法等を用いて，主として単一遺伝子検査として行われているコンパニオン診断への応用，そしてこれから本邦において開始される遺伝子パネル検査での利用が挙げられる。これら NGS を用いたゲノム診断では，これに用いる検体の品質や検査の実施体制は，検査の成否や精度に大きな影響を与えることから極めて重要となる。NGS によるがんゲノム診断に供される検体として，日常病理診断時に作製されたホルマリン固定パラフィン包埋（FFPE）組織検体が主として用いられることが想定されている。本稿では，この FFPE 組織検体を対象とした NGS によるマルチプレックス・コンパニオン診断および遺伝子パネル検査の品質管理の要点や留意点について概説する。

表1 本邦において今後想定されるNGSを用いたがんゲノム医療の臨床導入形態[1]

ゲノム関連検査の種類	実施主体	診療制度
薬事的に確立した検査項目のみ（コンパニオン診断薬）	各医療機関・衛生検査所にて実施	薬事承認・保険診療
医学的に意義がある遺伝子のパネル検査（承認された医薬品のない遺伝子を含む）（NGSパネル）	一定の要件を満たす医療機関を指定（がんゲノム中核拠点病院）	（必要に応じて先進医療の実施を経て）薬事承認し，保険診療可とする
全ゲノムシークエンス・免疫関連検査等	一定の要件を満たす医療機関での実施	先進医療を活用した保険外併用療養で対応

表2 代表的なマルチプレックス・コンパニオン診断法と遺伝子パネル検査法

	Oncomine™ Dx Target test	NCC Oncopanel v4（開発名）	Foundation One CDx™
報告される遺伝子数	23遺伝子（US） 46遺伝子（JP） （ホットスポット）	114遺伝子 （全エクソン）	324遺伝子 （309遺伝子は全エクソン）
種別	CoDx	Comprehensive	Comprehensive with CoDx
薬事承認	○（US, JP） in NSCLC	—	○（US） In solid tumor
CoDx対象遺伝子数	3遺伝子（US） BRAF, ROS1, EGFR 1遺伝子（JP） BRAF	—	8遺伝子（US） EGFR, ALK, BRAF, ERBB2, KRAS, NRAS, BRCA1/2
プラットフォーム[ケミストリー]	サーモフィッシャー[プロトン測定法]	イルミナ[SBS法]	イルミナ[SBS法]
ライブラリー調製	アンプリコン法	キャプチャー法	キャプチャー法

本邦におけるマルチプレックス・コンパニオン診断と遺伝子パネル検査

NGSを用いたゲノム診断については，がんゲノム医療推進コンソーシアム懇談会の報告書のなかで位置づけが整理されており，マルチプレックス・コンパニオン診断および遺伝子パネル検査は，薬事承認された試薬・機器等を用いて，保険診療下で実施される方向となっている（表1）[1]。NGSを用いたコンパニオン診断薬（CoDx）について，「Oncomine™ Dx Target Test」が，2017年6月に米国でCoDxとして承認されている。この遺伝子パネルでは，23種の遺伝子変異が報告可能となっており，このうちBRAF V600E変異（ダブラフェニブ/トラメチニブ併用療法），ROS1融合遺伝子（クリゾチニブ），EGFR exon 19 del 欠失およびL858R変異（ゲフィチニブ）の3遺伝子変異についてはCoDxとして承認されている。また2018年3月には同製品が国内においても，CoDxとして承認されたが，承認内容は異なっている（表2）。一方，遺伝子パネル検査薬については，国内において「NCC Oncopanel v4」が2017年2

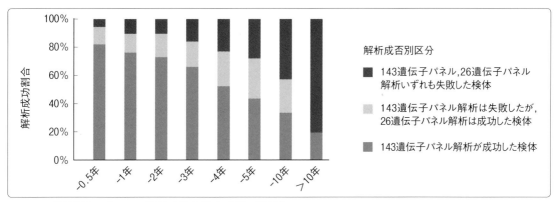

図1 検体採取/ブロック作製時期と核酸品質の関係[1]

月に体外診断用医薬品としては初めての先駆け審査指定を受けており，薬事承認へ向けた開発が進んでいる。また米国では，薬事未承認検査法（LDT）として実施されていた遺伝子パネル検査について，8遺伝子を対象にCoDxとして承認され，コンパニオン診断と遺伝子パネル検査を組み合わせたものも登場しており，今後両者の境界はなくなっていくように思われる。

ゲノム診断に用いるFFPE組織検体の品質管理

NGSを用いたがんゲノム診断に供されるFFPE組織検体については，その使用に耐えうる一定水準以上の品質を担保した検体処理・作製が，この工程を行うすべての医療機関における日常業務として強く求められる。こうした背景を受け，日本病理学会では，『ゲノム診療用病理組織検体取扱い規程』（以下，ゲノム診療用規程）を策定し，2017年9月にその初版が発出された。FFPE組織検体の核酸品質は，検査前工程（プレアナリシス段階）の多くの因子によって影響を受けるが，とりわけホルマリン固定による影響は大きく，核酸を断片化させるほか，塩基の置換（とくにC＞T置換）などを引き起こし，ゲノム診断の成否を左右する（図1）[1]。ホルマリン固定における推奨は10％中性緩衝ホルマリン溶液を用いて，6～48時間としており，従来のコンパニオン診断における推奨とほぼ同様となっている（詳細はゲノム診療用規程を参照されたい[1]）。

ゲノム診断に供する検体選択・判定の標準化

ゲノム診断における検査工程（アナリシス段階）の最初の作業が検体準備となり，検査品質・精度を大きく左右する。検体準備において，病理医はFFPE組織ブロックの選択と，選択後に作製されたHE染色標本の確認・判定を行う（表3）[1,2]。ブロック選択後に新たに作製したHE染色標本での確認では，腫瘍細胞数の多寡や腫瘍細胞含有割合を判定し，記録することが要求される。通常，病理医は腫瘍面積の広い検体を選択しがちで，また腫瘍細胞含有割合も面積で算出する傾向があるが，全有核細胞数における腫瘍細胞数から含有割合を判断することが重要である。とくに粘液内に腫瘍細胞が浮遊するような腫瘍や線維化・硬化を背景とする腫瘍，炎症細胞を多く含む腫瘍では，面積に比して腫瘍細胞数や含有割合が低いことが多く注意を要する。

50％以上の腫瘍細胞含有割合であればその後の解析において支障を生じることは少ない

表3 ゲノム診断に供するFFPE組織検体の準備作業と留意点[1,2]

FFPEブロックの選択
・病理診断時に作製されたHE染色標本の観察や病理診断報告書の記載等に基づき原則病理医が選択する。 ・検査対象患者に様々な年代の複数ブロックが存在する場合には、可能な限り最新のブロックを選択する(図1)。 ・酸脱灰したFFPE組織ブロックでは、核酸品質が著しく低下していることが予想されるため可能な限り避けることが推奨される。 ・腫瘍細胞量が多く、腫瘍細胞含有割合がより高く、出血・壊死・炎症細胞などをできるだけ含まないブロックを選択する。
HE染色標本による確認とマーキング
・ゲノム診断用に薄切された未染色標本から新たにHE染色標本を作製し、原則病理医が再度確認を行う。 ・腫瘍細胞数の多寡や腫瘍細胞含有割合(%)を判定し、記録することが望ましい。

が、これを下回る場合（とくに30%を下回る場合）には、病理医が腫瘍範囲をマーキングし、用手的マイクロダイセクション（マクロダイセクションともいう）を指示する。この場合、用手的マイクロダイセクション後の腫瘍細胞数の多寡や腫瘍細胞含有割合の判定・記録が重要となる。一般にNGSを用いたゲノム診断では、解析手法により異なるものの、変異アレル頻度（variant allele frequency：VAF）の検出限界（limt of detection：LOD）は概ね5〜10%で設定されている。そのため、用手的マイクロダイセクション後は、理想的には30%以上、最低でも10%以上の腫瘍細胞含有割合を確保する必要がある。ゲノム診断のうち、マルチプレックスコンパニオン診断では、原則、エビデンスレベルが最も高い遺伝子異常のみが診療情報としてレポートされるため不要となるが、遺伝子パネル検査では、専門家会議（エキスパート・パネル）において、検査によって検出されたバリアントの真の異常（体細胞変異）であるのか等を議論する必要がある。その際、病理医が検査前に判定した腫瘍細胞含有割合とVAFの比較が判断材料のひとつとなるため、検査前の腫瘍細胞含有割合の判定の標準化や精度管理は重要となる。

FFPE組織検体から得られたシークエンスデータの品質管理

とくに網羅性を有する遺伝子パネル検査として行われているシークエンス解析では膨大な量のデータが算出されており、シークエンス技術には様々な誤差（エラー）があることが知られている。こうしたエラーは、系統的、技術的、または人的に生じる可能性があり、算出されたデータは最終的な評価を行う前に、解析の各段階でこれらエラーに対する品質管理（quality control：QC）を行う必要がある。シークエンス解析におけるQCは、主に3つの段階に分類される（表4）[3]。これら以外にもコピー数変化（copy number variation：CNV）評価の際に検討が必要な増幅バイアスや、変異検出やgenotypingに際して検討が必要な検体のクロスコンタミネーション、シークエンス解析を行うプラットフォーム毎に特有なバイアスもいくつか知られており、これらは実際に行われた解析環境に応じてシークエンス解析時に合わせて評価が行われる。こうしたQC評価を行うことで検出される遺伝子変異の質を高め、測定誤差や誤検出を除いた上で、最終的な遺伝子変異に対する注釈（annotation）や臨床的解釈（interpretation）に用いるデータセットを作

表4 シークエンス解析における品質管理[3]

Rawデータ段階	
GCバイアス	領域毎またはアンプリコン毎によるGC含有割合の差によって生じるバイアス
リード長バイアス	検出される塩基配列(read)毎の長さの違いによって生じるバイアス
ベースコール品質	検出された塩基毎にどの程度のエラーの可能性があるかを示す指標
トリミング	検出される塩基配列からのPCR-primer/primer-dimerの除去
アライメント/マッピング段階	
リードの重複割合	検出された塩基配列のPCRによる重複の程度
マッピング品質	検出された塩基配列に対して評価される参照配列との一致の程度
カバレッジ深度	評価対象の遺伝子領域に一致する検出された塩基配列の程度・数
カバレッジの均一性	評価領域に一致する検出された塩基配列の分布の均一性
アライメント割合	検出された塩基配列全体のうち参照配列に一致したものの割合
バリアント・コーリング(変異検出)	
Ti/Tv割合	サンプル毎に検出される変異に関して,Transition(Ti)/Transversion(Tv)変異の割合の程度
ストランドバイアス	paird-endで変異が検出された場合に,その変異を示す塩基配列のforwad/reverseの偏りによって生じるバイアス
脱アミノ化バイアス	DNAが経時変化やホルマリン固定等による化学修飾を受けることで生じる塩基変化で生じるバイアス(C>T置換など)
酸化バイアス	ライブラリ調製の段階で生じる酸化的塩基変化によるバイアス

成することになる(図2)[3]。

ゲノム診断と臨床検査室の第三者認定・認証

　NGSを用いたゲノム診断を実施すると登録衛生検査所(検査センター)や医療機関では,法令に基づき厳格に精度管理がなされる必要があり,外部機関による技術能力についての施設認定(第三者認定)が求められている。代表的な臨床検査室の第三者認定・認証制度としてCAP-LAP (Laboratory Accreditation Program), CLIA (Clinical Laboratory Improvement Amendment), ISO15189が挙げられる(表5)。2017年12月25日付けの厚生労働省健康局長通知として「がんゲノム医療中核拠点病院等の整備について」が示され,がんゲノム医療中核拠点病院の指定要件のうち,遺伝子パネル検査に関わる診療機能として,上記のような第三者認定を受けた臨床検査室,病理検査室を有することが明記されたが,これについては検体の取扱い(検査前工程)のみが事実上対象となっている。NGSの実施(検査工程以降)については,「指定を受けた医療機関内で行う場合には,明文化された手順にしたがってシークエンスが実施され,その結果が適切に記録されること」に記載をとどめている。米国では,2012年に疾病管理予防センター(CDC)より臨床検査室におけるNGSを用いた検査の品質保証に関する見解が示され,遺伝子パネル検査の全工程における要求事項(バリデーション,精度管理,技能試験,リファレンスマテリアル)に基づく勧告が示されている[4]。またCAPのNGSワーク・グループからはNGSを用いた遺伝子パネル検査実施における規格が示され,シークエンス解析プロセスに関する7項

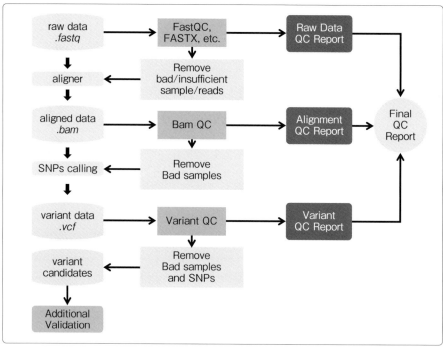

図2 シークエンス後のデータ解析におけるQC評価のフロー[3]

目とバイオインフォマティクス解析プロセスに関する11項目のチェックリストが提示されている（**表6**）[5]。一方，日本では，主要なゲノム診断に関する臨床研究プロジェクトについては，SCRUM-Japanプロジェクト／LC-SCRUM-Japan試験では，CLIA認証を受けた国内検査センターで，またTOP-GEARプロジェクトでは，国立がん研究センター中央病院内に開設されたCLIA準拠ラボ（SCI-Lab）にて，それぞれ高い品質管理体制下で行われている。近々開始が見込まれているNGSを用いた薬事承認後のコンパニオン診断や先進医療として行う遺伝子パネル検査は，その大部分はCLIA認証やCAP認証等を受けた検査センターが中心となり，医療機関における院内実施は，ごく一部となる見込みである。現在ISO15189：2012の技術的要求事項の遺伝子パネル検査等に対応した改訂作業が進んでおり，今後はゲノム診断に対応した国内の第三者認定が可能になると思われ，それに伴い医療機関におけるがんゲノム診断も緩徐的と思われるが増加すると考えられる。

ゲノム診断結果の院内管理の在り方

とくに遺伝子パネル検査によって得られる莫大なゲノムデータおよびその解析結果であるゲノム情報や遺伝情報は，高度のプライバシーを含む個人情報であるため，適切な管理体制が必要となる。診療として遺伝子パネル検査が実施される場合，検出された遺伝子変異情報のみを管理するのであれば，通常の臨床検査結果や診断結果と同様に取り扱うこととなり，医師法，医療法上の規定にしたがって管理される。研究としてパネル検査が実施される場合では，いわゆる医学系指針，ゲノム指針といった関連する研究指針に基づいた管理を行う必要がある。いずれの場合も，2017年5月に施行された改正個人情報保護法の規定にしたがった管理体制が必要である。

表5 代表的な臨床検査室の第三者認定・認証制度

	CAP-LAP	CLIA	ISO15189
目的	教育・臨床検査室の規制要求事項順守に対する保証を通じて，臨床検査の質・安全性の向上を目指す。	臨床検査の質の保証を目指す。	検査室が自施設の品質マネジメントシステムの向上と検査スキルを評価し，顧客，規制当局，認定機関に対し臨床検査室としての能力を裏付ける。
概要	CAPが品質マネジメントシステムのツールを提供し，検査室の認証および教育を担っている。検査成績の評価プログラムとしてCAPサーベイ，検査室認定プログラムとしてLAPを実施している。CAPサーベイは毎年実施され，LAPはCAPサーベイを実施していることが条件で，検査室の設備，運営を2年ごとに査察するプログラム。	1988年に制定された臨床検査室改善法という米国の法律。ヒト検体を取り扱う検査室は，米国連邦政府の基準による認定を受けることが義務付けられている。連邦政府がメディケア及びメディケイド制度での公費医療費支払いを請求するために必要。米国法の制度であるが，米国以外の検査室も任意で認証取得可能。	特定の要求事項を国際標準化機構（ISO）が規格として提供する。「試験検査所及び校正機関の能力に関する一般要求事項」（ISO10725）及び「品質マネジメントシステム要求事項」（ISO9001）を基に，2003年にISO専門委員TC212が作成。
認定機関	米国病理学会（CAP）	米国保健福祉省（HHS）に属する組織（CMS）またはCMSが認定した非営利機関。	国際試験所認定協力機構（ILAC）加盟機関 日本では日本適合性認定協会（JAB）
認定対象検査	生化学的検査，血液検査，免疫学的検査，微生物検査，尿検査，特殊検査，遺伝子検査，フローサイト検査，病理・細胞診検査など多様な検査（NGSを含む）。	診断，予防，治療を目的としたヒト検体由来検査のすべて。	一般検査，血液学的検査，生化学的検査，免疫学的検査，微生物学的検査，病理学的検査など。
有効期間	2年間	2年間	4年間
国内施設数	約20	2	約130

この法律によって，解析前の塩基配列情報は「ゲノムデータ」と呼ばれて個人識別符号と位置づけられ，ゲノムデータを解析し医学的な情報が付与されたものが「ゲノム情報」として要配慮個人情報と位置づけられている。厚生労働省は，改正個人情報保護法の施行に合わせて，医療情報の取扱いについては，「医療・介護関係事業者における個人情報の適切な取扱いのためのガイダンス」によりその運用を示しており，個人情報を管理するシステムに関しては，「医療情報システムの安全管理に関するガイドライン 第5版」を公表し，システムの技術的側面も含めた管理体制が示されている。また学術団体からは2003年に遺伝医学関連学会から「遺伝学的検査に関するガイドライン」が，それまでにあったいくつかのガイドラインを包括する形で発表されていたが，遺伝子解析技術の向上に伴ってゲノム解析が診療や研究に活用される場面が増加してきていることなどを受けて見直しが検討され，2011年2月に日本医学会から，「医療における遺伝学的検査・診断に関するガイドライン」が発表されている。このガイドラインでは通常の個人情報の管理に加えて，生殖細胞系列の遺伝情報が関係する可能性がある場合の取扱いについて，臨床の場で特に留意

表6 CAPにより示された遺伝子パネル検査実施のためのチェックリスト[5]

プロセス	項目
シークエンス解析プロセス (wet bench analytic process)	工程の文書化(SOP運用)
	工程のバリデーション
	品質マネージメントプログラム
	検査結果の確認検査
	実験室の記録
	例外ログへの対応
	アップグレードへの対応
バイオインフォマティクス 解析プロセス (bioinfomatics process)	解析パイプラインの文書化(SOP運用)
	解析パイプラインのバリデーション
	品質マネージメントプログラム
	アップグレードへの対応
	データの保管
	解析パイプラインのバージョン・トレーサビリティ
	例外ログへの対応
	データ移行時の患者情報保護
	検査結果の解釈・報告
	偶発的所見の報告
	検査の委託

すべき点や対応を検討すべき点についての記載がなされている。

ゲノム解析におけるインフォマティクス手法は絶えず変化・発達しており，ツール，リソースおよび解析手法において多数の選択肢が利用可能である一方，コミュニティによりゴールドスタンダードとなるアプローチあるいはリソースが定義されている。情報管理のワークフローを設定する際は，これらの点に留意すべきである。技術間の比較や，外部から得られたゲノムに関するデータと統合することができるように，また公開されているアノテーション情報の利用なども強く推奨される。こうした解析に用いられるシステム設定値や参照に用いたデータベースに関する情報など，いわゆるメタデータも同時に記録し保管される必要がある。遺伝子パネル検査で得られるゲノムデータおよびゲノム情報は非常に膨大であり，その管理のためにはこれまでの診療情報管理方法とは異なるリソースを必要とする場合が考えられる。これまでに挙げた各種関連法規にしたがった管理体制を構築するのはもちろんであるが，保管したデータをどのように活用するかについても同時に考えた上でシステムおよび運用方法を，各施設の環境・状況に応じて検討する必要がある。

おわりに

本邦におけるがんゲノム医療はまだ緒についたばかりである。NGSを用いたCoDxは，ようやく承認されたものの保険診療での実施はもうしばらく時間を要し，また今回の承認は*BRAF* V600E変異のみとマルチプレックス化されたコンパニオン診断の臨床導入は当

面先という状況にある．また遺伝子パネル検査においても，今後まず先進医療での運用が想定されており，薬事承認後の保険診療は2019年以降になる見通しであり，国内の診療体制は当面変化し続ける．これと並行してがんゲノム診療従事者の人材育成も喫緊の課題となっている．日本病理学会は，2017年度より学会認定の分子病理診断医認定制度を開始した．病理組織検体を用いたがんゲノム診断が中心となるなか，各医療機関において重要となる検査の品質マネージメントに，分子病理診断医が深く関与し，これを担うことが期待される．

■ 文　献 ■

1) 日本病理学会 ゲノム診療用病理組織検体取扱い規程策定WG作成：ゲノム診療用病理組織検体取扱い規程（初版）．2018年；http://pathology.or.jp/
2) Jennings LJ, Arcila ME, Corless C et al：Guidelines for Validation of Next-Generation Sequencing-Based Oncology Panels：A Joint Consensus Recommendation of the Association for Molecular Pathology and College of American Pathologists. J Mol Diagn **19**：341-365(2017)
3) Guo Y, Ye F, Sheng Q et al：Three-stage quality control strategies for DNA re-sequencing data. Three-stage quality control strategies for DNA re-sequencing data. Brief Bioinform **15**：879-889(2014)
4) Gargis AS, Kalman L, Berry MW et al：Assuring the quality of next-generation sequencing in clinical laboratory practice. Nat Biotechnol **30**：1033-1036(2012)
5) Aziz N, Zhao Q, Bry L et al：College of American Pathologists' laboratory standards for next-generation sequencing clinical tests. Arch Pathol Lab Med **139**：481-493(2015)

4 臨床医がコンパニオン診断の判定結果から考える治療

谷口浩也*

*国立がん研究センター東病院消化管内科

Summary

がん治療におけるコンパニオン診断は「薬物療法の選択のための検査」である。延命や症状緩和を目的とした緩和的がん薬物療法では，分子標的治療薬であっても有害事象（リスク）を伴うものであり，コンパニオン診断の結果から予測されるベネフィットとのバランスを考慮して，治療選択が行われる。胃がんにおける HER2 検査，大腸がんにおける RAS 遺伝子検査はそれぞれ一次治療での抗 HER2 抗体薬，抗 EGFR 抗体薬の適応を判断するためのコンパニオン診断である。コンパニオン診断は，治療に直結するという点で，通常の病理組織学的検査と同程度に重要である。

がん薬物療法とは

がん薬物療法とはその名のとおり，がん治療のために薬物を投与することである。薬物療法には，古典的な殺細胞性抗がん薬だけでなく，分子標的治療薬や免疫チェックポイント阻害薬も含まれる。特に後者2つは，ある分子を特異的に阻害することにより抗腫瘍効果を発揮することから，効果を予測するバイオマーカーが重要である。一方，がん薬物療法は，その目的に応じて大きく2つに分かれる。ひとつは根治的な外科手術前・手術後に実施される補助化学療法であり，その目的は，がんの再発抑制および治癒率の向上である。もうひとつは，生存率向上・生存期間延長（延命）およびがん関連症状の改善を目的とした緩和的薬物療法である。現在，コンパニオン診断は，血液腫瘍および非小細胞肺癌，乳がん，胃がん，大腸がん，悪性黒色腫などであるが，その多くが延命および症状緩和を目的とした薬物療法での治療選択に用いられている（表1）。

薬物療法を実施する場合，有害事象（副作用）および治療に関連した生活の質（Quality of Life：QOL）の担保に留意が必要である。がん薬物療法による有害事象は，降圧薬や血糖降下薬など他疾患に対する薬剤とは比較にならないほど重篤でかつ頻度が高い。食欲不振，全身倦怠感，嘔気などは化学療法の副作用として頻度の高いものである。分子標的治療薬も例外ではなく，従来の化学療法とは副作用プロファイルが異なるものの，下痢などの消化器症状のほか，皮膚障害（抗 EGFR 薬，抗 CCR4 抗体），発熱（BRAF 阻害薬）など特有の有害事象もある。当然ながら，間質性肺疾患や心不全など，致死的な有害事象もまれに経験する。以上から，がん薬物療法では，延命というベネフィットだけでなく副作用というリスクも十分に勘案して治療選択が行われる。さらに，有効性も不確実なものであり，有効かどうかは実際に治療を行ってみないと分からない。無効であれば他の治療に移行す

表1 各種悪性腫瘍に対するがん薬物療法の有効性

A群：治癒が期待できる	B群：症状緩和や延命の効果が十分に期待できる*
急性リンパ性白血病，Hodgkinリンパ腫，非Hodgkinリンパ腫（中・高悪性度），胚細胞腫瘍，絨毛がん	卵巣がん，小細胞肺癌，非小細胞肺癌，大腸がん，多発性骨髄腫，慢性骨髄性白血病，慢性リンパ性白血病，非Hodgkinリンパ腫（低悪性度），胃がん，膀胱がん，乳がん
C群：延命効果・症状緩和が期待できる*	*B群は薬物療法による治癒は難しいが，予後の延長が認められ，かつ50％以上の奏効割合が期待できるがん腫が含まれている。薬物療法の効果がそれ以下のがん種は，C群に含まれているが，同じがん種でもサブタイプにより薬物療法の有効性は異なる。
骨肉腫，軟部組織腫瘍，頭頸部がん，食道がん，子宮がん，腎がん，肝がん，胆道がん，膵がん，脳腫瘍，甲状腺がん	

（国立がん研究センター内科レジデント編：がん診療レジデントマニュアル第7版．医学書院，東京（2016）p.24より一部改変）

る訳である。つまり，リスクベネフィットバランスが最も良いと思われる薬物治療を最初に選択して実施し，実施していく中で有効性と毒性を勘案してその治療を続けるか，他の治療薬に切り替えるかを患者およびパラメディカルと一緒に考えて行っていく。その中でコンパニオン診断が果たす役割は，治療によるベネフィットを予測することであると言えるだろう。次に，臨床医の視点から考えるコンパニオン診断の意義について私の専門である消化器がん領域を例にとって述べたい。

胃がんにおけるHER2発現とトラスツズマブ

ToGA試験は，化学療法未施行のHER2陽性進行再発胃がん（および胃食道接合部がん）患者を対象にシスプラチン＋カペシタビン（または5-FU）療法と抗HER2抗体薬トラスツズマブ併用療法とを比較検討した国際共同第Ⅲ相試験である[1]。本試験ではHER2陽性の基準として「IHC3+」または「FISH法HER2/CEP17比≧2.0」がHER2過剰発現ありと診断された。HER2陽性例全体で全生存期間（OS）中央値11.1ヵ月 vs 13.8ヵ月，ハザード比0.74と有効性を認めた。さらにサブグループ解析で，IHC 0-1+/FISH陽性例では明らかなトラスツズマブ併用による上乗せ効果を認めなかった（図1）。そのため，現在では，「HER2 IHC2+かつFISH陽性」または「IHC 3+」の集団でトラスツズマブが使用される（詳細は別項に譲る）。現在の胃癌治療ガイドラインでも，HER2陽性胃がんとHER2陰性胃がんでは，推奨される一次治療選択レジメンが全く異なっている（表2）。よって，臨床医はHER2検査の結果を待ってから薬物療法を開始する。がん患者は，早く治療をしてもらいたいという気持ちを持っていることが多い。臨床医が「数週間くらい治療開始を遅らせてもがんは悪化したりしませんので安心してください」と患者に説明しても，強い不安に苛まれる患者が多い。患者視点で考えても，コンパニオン診断には短いturnaround timeが求められる。

例えば，真に「HER2陽性」の胃がんを誤って「HER2陰性」と判定してしまった場合，どうなるであろうか？　その患者はトラスツズマブ療法を受ける機会を逸してしまい，ToGA試験の結果からは約54％も相対的生存リスクが増加することになる（1÷0.65＝1.538）。HER2陽性胃がんはHER2陰性胃がんと比較して，intestinal typeが多いなどの特徴はあるものの，臨床病理学的因子だけからHER2陽性と診断することはできない。つまり，コンパニオン診断のみが唯一無二の

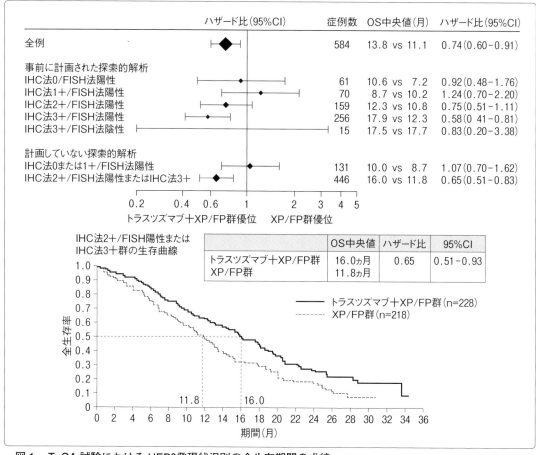

図1 ToGA試験におけるHER2発現状況別の全生存期間の成績

HER2陽性判定の手段であり，トラスツズマブ投与の機会を得るチャンスであることを忘れてはならない。HER2陽性陰性が判定不能の場合，トラスツズマブの有害事象が比較的軽度であることを勘案すると，トラスツズマブを投与するという考え方も成り立つかもしれない。しかし，真に「HER2陰性」の胃がんを誤って「HER2陽性」と診断しトラスツズマブを投与した場合はどうなるだろうか？ ToGA試験の結果から，生存延長のベネフィットを得られることはなく，比較的低頻度ではあるがトラスツズマブの有害事象であるインフュージョンリアクションや心筋障害などが発現し，患者に不利益を与えてしまう。臨床医が一番やってはいけないのは，患者に不利益を与えることである。以上から考えると，やはりコンパニオン診断には高い陽性的中率，陰性的中率の両方が求められる。

大腸がんにおける RAS 遺伝子変異と抗EGFR抗体薬

PRIME試験は，化学療法未施行の切除不能進行再発大腸がん患者を対象にFOLFOX4療法とFOLFOX4＋抗EGFR抗体薬パニツムマブ併用療法とを比較検討した国際共同第Ⅲ相試験である[2]。結果，約60％の集団である KRAS 遺伝子エクソン2（コドン12/13）変異のない KRAS 野生型の患者では，パニツムマブ併用の生存への上乗せ効果が認められた。さらに，追加の検討により，約15％の

表2 HER2陰性・陽性の観点からみた切除不能進行・再発胃がんに対する化学療法

a) 推奨されるレジメン

HER2 +/-	一次治療	二次治療	三次治療以降
HER2(−)	S-1 / カペシタビン + シスプラチン / オキサリプラチン	HER2陰性・陽性の違いによる治療内容の変更はなし。	HER2陰性・陽性の違いによる治療内容の変更はなし。
	FOLFOX (mFOLFOX6)		
HER2(+)	カペシタビン / S-1 + シスプラチン + **Tmab**		

b) 条件付きで推奨されるレジメン

HER2 +/-	一次治療	二次治療	三次治療以降
HER2(−)	S-1単独, S-1+ドセタキセル, 5-FU+シスプラチン など	ドセタキセル単独, イリノテカン単独 など	HER2陰性・陽性の違いによる治療内容の変更はなし。
	カペシタビン / S-1 + オキサリプラチン + **Tmab**	一次治療でTmabが使用されていない場合, HER2(−)症例に対する二次治療のレジメンにTmabを併用してもよい。	
HER2(+)	5-FU+シスプラチン + **Tmab**		

S-1：テガフール・ギメラシル・オテラシルカリウム / 5-FU：5-フルオロウラシル / **Tmab**：トラスツズマブ
（日本胃癌学会編：胃癌治療ガイドライン2018年1月改訂版. 金原出版, 東京（2018）p.27, 28を基に作成）

集団である KRAS エクソン2以外の KRAS 遺伝子/NRAS 遺伝子変異のある患者でも抗 EGFR 抗体薬の上乗せ効果は認められなかった（図2）。抗 EGFR 抗体薬の効果と KRAS 遺伝子変異との関連は，2006年 Lievre らにより初めて報告され，2008年以降，抗 EGFR 抗体併用療法に関する大規模ランダム化比較試験の後解析により，KRAS 変異型では抗 EGFR 抗体薬の臨床効果が認められなかった。本邦でも2010年4月に大腸がんに対する KRAS 遺伝子変異検査が保険償還され，抗 EGFR 抗体薬の適応は KRAS 野生型に限定された。本 PRIME 試験の報告以降，パニツムマブに関する二次治療，三次治療でのランダム化比較試験や別の抗 EGFR 抗体薬であるセツキシマブに関する臨床試験においても，RAS 変異型には抗 EGFR 抗体薬の効果が乏しいことの再現性が示された（詳細は他項に譲る）。本邦では2015年1月に KRAS/NRAS 遺伝子変異検査のための体外診断薬として Luminex 法 MEBGEN™RASKET キットが承認[3]，2015年4月には RAS 遺伝子変異検査が保険償還された。

コンパニオン診断としての RAS 遺伝子検査の臨床的意義には2つの特徴がある。ひとつは，PRIME 試験の結果を見て分かるとおり，KRAS エクソン2変異型あるいはそれ以外の RAS 変異型に抗 EGFR 抗体薬を投与した場合，無効であるばかりか逆効果（生存を悪くする）の可能性さえ示唆されていることである。実際，RAS 変異型での無増悪生存期間のハザード比1.29, 95%信頼区間1.04-1.62であり，約30%の相対的増悪リスクの増大を示している。さらに，抗 EGFR 抗体薬にはざ瘡様皮疹や皮膚乾燥などの皮膚障害，口内炎，下痢，間質性肺炎などの有害事象があり，決して楽な治療という訳ではない。そのため，抗 EGFR 抗体薬の使用前には必ず RAS 遺伝子変異のないことを確認しなければならない。

もうひとつの特徴は，RAS 遺伝子野生型の場合には一次治療から抗 EGFR 抗体薬を使用するという選択肢と，二次あるいは三次治療で抗 EGFR 抗体薬を使用するという選択肢の2つのストラテジーが考えられる（図3）が，最近の報告から，RAS 野生型大腸

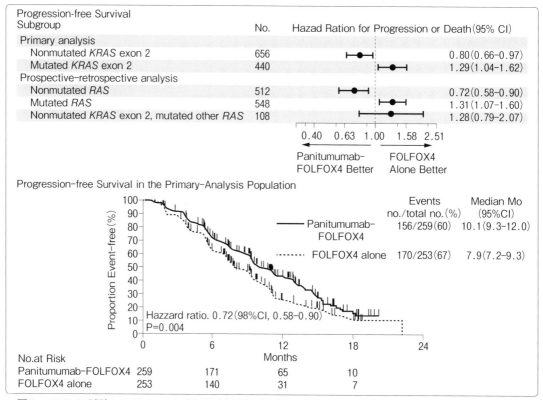

図2 PRIME試験におけるRAS遺伝子変異別の無増悪生存期間の成績

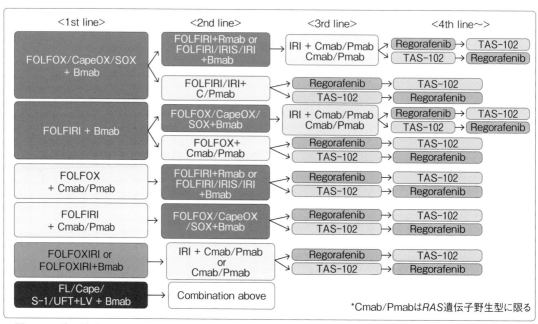

図3 切除不能進行・再発大腸がんに対する化学療法

(大腸癌研究会編:大腸癌治療ガイドライン医師用2016年版. 金原出版, 東京 (2016) p.32より一部改変)

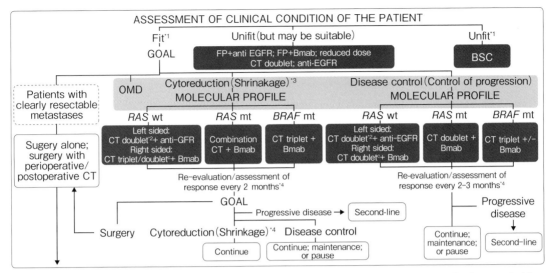

BSC : best supportive care, CT : chemotherapy, EGFR : epidermal growth factor receptor, FP : fluoropyrimidine, mt: mutant, NED : no evidence of desease, OMD : oligometastatic disease, wt : wild-type
*1 Patients assessed as fit or unfit according to medical condition not due to malignant disease.
*2 CT doublet, SOX (S-1 plus oxaliplatin) is an alternative to FOLFOX (infusional 5-fluorouracil, leucovorin and oxaliplatin) or CAPOX (capecitabine plus oxaliplatin), and S-1 plus irinotecan is an alternative to FOLFIRI (infusional 5-fluorouracil, leucovorin and irinotecan).
*3 Includes 2 subgroups : 1. Those for whom intensive treatment is appropriate with the goal of cytoreduction (tumour shrinkage) and conversion to resectable disease, 2. Those who need an intensive treatment, although they will never make it to resection or LAT, since they need a rapid reduction of tumour burden because of impending clinical threat, impending organ dysfunction, severe symptoms.
*4 After 2 re-evaluations, consider maintenance.

図4 ESMO consensus guidelines treatment algorithm adapted for Asian patients

がんでは，一次治療から積極的に抗EGFR抗体薬を使用した方が生存が良い傾向が報告されている。実際，最新のガイドラインでは，RAS野生型の左側結腸あるいは直腸がんに対しては，一次治療からの積極的な抗EGFR抗体使用が推奨されている（図4）[4]。つまり，本来RAS遺伝子変異は抗EGFR抗体薬の無効因子という負の効果予測因子であったのが，RAS野生型の場合には抗EGFR抗体薬を一次治療から使用する，という有効因子の役割も果たしているという点は強調しておきたい。また，RAS遺伝子検査も一次治療の選択で重要な役割を果たしているという点を鑑みると，胃がんにおけるHER2検査と同様に，短いturnaround timeが求められる。

おわりに

コンパニオン診断の目的は，治療薬が最も有効と考えられる患者を特定し，最適な治療を患者に提供することである。コンパニオン診断が別段注目される理由には，治療効果を予測するバイオマーカーの発見など科学的な理由，薬剤開発費や医療費高騰など費用対効果，コンパニオン診断薬開発と薬剤開発の同時進行による効率的な新規治療薬開発などが挙げられる。しかしながら，最適な治療のためには適切な診断が必須であり，何もコンパニオン診断だけが特別なものではなく，画像診断や通常の病理組織学的診断と同様である。

■ 文　献 ■

1) Bang YJ, Van Cutsem E, Feyereislova A et al：Trastuzumab in combination with chemotherapy versus chemotherapy alone for treatment of HER2-positive advanced gastric or gastro-oesophageal junction cancer (ToGA)：a phase 3, open-label, randomised controlled trial. Lancet **376**(9742)：687-697(2010)
2) Douillard JY, Oliner KS, Siena S et al：Panitumumab-FOLFOX4 treatment and RAS mutations in colorectal cancer. N Engl J Med **369**(11)：1023-1034(2013)
3) Yoshino T, Muro K, Yamaguchi K et al：Clinical Validation of a Multiplex Kit for RAS Mutations in Colorectal Cancer：Results of the RASKET (RAS KEy Testing) Prospective, Multicenter Study. EBioMedicine **2**(4)：317-323(2015)
4) Yoshino T, Arnold D, Taniguchi H et al：Pan-Asian adapted ESMO consensus guidelines for the management of patients with metastatic colorectal cancer：a JSMO-ESMO initiative endorsed by CSCO, KACO, MOS, SSO and TOS. Ann Oncol **29**(1)：44-70(2018)

5 コンパニオン診断の課題と将来展望

落合淳志*
*国立がん研究センター先端医療開発センター長

Summary

分子標的治療とそれに伴うコンパニオン診断の出現により，医療が大きく変わりつつある。個別化医療やプレシジョンメディスンの実現がこれからの新しいがん医療の中心となるにあたり，コンパニオン診断がその重要な鍵となることは間違いない。本稿では病理診断の中におけるコンパニオン診断の歴史的位置づけと，その課題について述べるとともに，コンパニオン診断およびバイオマーカーの情報を統合した将来の個別化医療・プレシジョンメディスンの方向性について展望を述べたい。

病理診断の流れとコンパニオン診断の歴史

疾患を顕微鏡により観察し，細胞の存在する状況により疾患を理解し診断する考え方の基本は，1800年代後半，ドイツの病理学者であるルドルフ・ウィルヒョウ（Rudolf Virchow）により提唱された細胞病理学に基づいている。ウィルヒョウの提唱した有名な「omnis cellula e cellula：すべての細胞は細胞に由来する」は，すべての組織・臓器は細胞とそれから産生される構造物により構成され，疾患とは組織を構成する細胞の変化として理解される。「細胞病理学」の基本的概念は，それまでの医療や疾患の考え方を根本的に変えた。がんは初めて病理学的に整理される疾患「制御されない細胞増殖を伴った異常組織塊」と定義されることとなった。この概念はいまだに続き，がん細胞を顕微鏡下で観察することが，がんの診断には重要とされる概念となった。

20世紀になって，実際の生体組織から採取された病変の情報を基にする外科病理学が起こり，病理学は剖検症例の検討による疾患の理解から，生体から採取された組織の病理診断や，そこから得られた情報を治療へ展開する病理診断へと発展することにより，病理診断が実際の診療に導入されてきている。生検組織や，外科治療で採取した病変などの最終診断としてだけでなく，治療の状態の記載，患者の予後を示す組織学的変化を記載することで臨床における診療の基盤となり，近年では，個別の病変が有している情報を基にした，個別化医療の重要な情報源として極めて重要な診療情報を提供するものと考えられている。

21世紀になり，各疾患の有する様々な分子生物学的な情報は進行再発がん医療に組み込まれてきており，特に分子生物学的情報に対応する新しい治療（分子標的療法）の導入にあたっては，病理検体を用いた治療標的の評価（コンパニオン診断）が重要な役割を果たすようになってきた。

図1に示すように，コンパニオン診断の出現前には肺がん患者に対して同一の抗がん薬

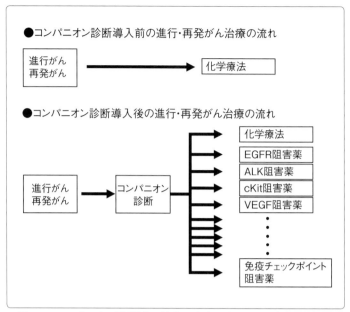

図1　コンパニオン診断導入前後の進行・再発がん治療

が使用されていた。しかし，その後コンパニオン診断の出現に伴い，より適切な治療法が選択できるようになってきた。したがって，病理診断の役割にはこれまでの「病変の悪性・良性を診断する」に加え「患者の治療を選択するための情報を加える病理診断」すなわち「コンパニオン診断」が出現し，日常の診療での重要性が増している。

コンパニオン診断の定義

コンパニオン診断とは，いわゆる患者の予後や病変の生物学的悪性度を示すバイオマーカー的なものから，米国食品医薬品局（FDA）が提案しているような，治療薬使用に関わるものに限定されるなど多彩な意味で使用されている。FDAが2011年に発表したコンパニオン診断薬に関するドラフト・ガイダンスでは，コンパニオン診断薬の使用目的を以下の3つに限定している。①ある治療薬が最も有効と予想される患者の同定，②重篤な副作用のリスクが高いと予想される患者の同定，③投与計画や投与量の変更，そして治療の中止を決定するための治療効果のモニタリング，である。すなわち，患者への治療薬の投与および治療法の決定に関わる指標として使われることを定義としている。

日本でも，FDAの発表に引き続き，2013年に厚生労働省医薬食品局審査管理課長からの通知によって，日本におけるコンパニオン診断薬の定義はFDAでのドラフト・ガイダンスと同じ内容であることが示された。2014年にはコンパニオン診断薬の製造販売承認申請における基準が発表されたが，これによれば，わが国におけるコンパニオン診断の定義も，治療薬の投与など治療法の決定に関わるバイオマーカーであるとされ，その申請には治療薬と同様に臨床的有用性を前向き臨床試験によって検証される必要が出てきた[1]。

現在臨床で使用されているコンパニオン診断薬には，①ハーセプテストやALK融合遺伝子検査など治療薬と同時に承認されたものと，②イリノテカンの重篤な副作用を予測す

るUDPグルクロン酸転移酵素遺伝子多型検査など，治療薬の市販後に安全性や有効性に関連するバイオマーカー検査として開発されたものがある。一方，急速に進むゲノム医療により，様々な分子標的の状態，特に遺伝子変化に関しては次世代シークエンサー（NGS）の医療への導入が行われることにより，分子標的の評価方法が大きく変わってくると考えられる。今後は，上記の定義にしたがって患者を層別化する薬剤開発と同時に開発・申請・承認を目指すコンパニオン診断が増加すると考えられる。

現在でも，一般医療においてコンパニオン診断と従来用いられているバイオマーカーとの違いは必ずしも明確に理解されているとは言えないのに加え，コンパニオン診断薬の開発を目指す研究者や企業においても，コンパニオン診断薬の許認可に前向き臨床試験による検証の必要性など様々な混乱が生じていると思われる。特にゲノム情報の取得に関しては，NGS技術などの出現で多くの遺伝子変異が一度に解析可能になっており，コンパニオン診断の開発が不必要になっていると考えられる傾向にある。実際に，遺伝子変異の検索には，解析技術よりも病理医が適切に診断すべきがん組織内のがん細胞と正常細胞の比率が強い影響を与える。

一方，抗体を用いた免疫染色によるコンパニオン診断法に関しては，用いる抗体の特異性や認識部位などが使用する抗体によって異なるために，同一分子を検出するコンパニオン診断においても同じ検査結果とならないことが起こりやすい。実際にPD-L1では異なる認識部位の抗体を用いたコンパニオン診断開発が行われたために，薬ごとに異なったコンパニオン診断を用いる必要がある。このようにコンパニオン診断開発には遺伝子や抗体などの検査技術が大きな鍵となると考えられる。

個別化医療とコンパニオン診断の課題

近年の分子生物学的情報の蓄積により，様々ながん種において標的分子に対する薬剤の開発が進んでおり，個別化医療またはプレシジョンメディスンとして患者治療が行われ始めている。ある薬剤の効果が期待できる患者を選択し，最適の投与量と投与計画が行われることで，有効かつ安全な治療を目指す個別化医療は，既に特定のがん診療の分野で着実な効果を示している。

個別化医療をさらに推進するためには，治療標的の発見と標的薬の開発が同時に行われるだけでなく，治療標的を有する症例を適切に選択するための診断法の開発も同時に行われなければならない。これまでの抗がん薬は，一般に確認されているがん細胞の増殖性が正常細胞の増殖性よりも高いことを標的とした標的医療ともいえるが，肺がん，大腸がんをはじめとする臓器がんなど，疾患全体での有効性は認められているものの，その中における治療に反応しない症例や副作用の頻度を個別化することはできていない。

個別化医療とは，同じ病名の患者の中で治療薬の有効性・安全性を予測し，より適切な医療を適切な症例に提供するものであり，ある治療薬に対する患者層別化に不可欠な診断法がコンパニオン診断であると考える必要がある。したがって，コンパニオン診断法の確立のためには創薬と同時に開発を考える必要がある。

一方，コンパニオン診断法の開発には，大きく標的遺伝子の変異と蛋白発現がある。遺伝子変異情報に関しては，ある一定の検出技術を確定することで標的の遺伝子情報を適切に取得できると考えられるが，蛋白発現に関して免疫染色など抗体を用いた検討については，コンパニオン診断に用いる抗体の特異性

が異なると，判断基準をどのようにして一定にするかが前向きの臨床試験を用いない限り明らかにできない恐れがある。

その他の問題として，病理検体を用いた遺伝子検査においては，検査に用いる検体にどの程度のがん細胞が存在しているかを適切に評価することが極めて重要となる。病理診断ではがん細胞数が極めて少なくてもがんと診断できるが，遺伝子検査ではがん細胞由来のDNAが少なすぎると適切ながん細胞の遺伝子情報が得られない可能性がある。診断を依頼した臨床医が，がんと診断された検体の遺伝子情報を得た時，その中にがん細胞数が少ないためがん細胞の情報が入っていない可能性があるが，これは病理医以外には判断できない。

病理検体からの情報を適切に判断するためには，病理医が適切に病理検体を評価し，遺伝子情報や免疫染色の情報を加えて報告する必要がある。そこで日本病理学会では，これらの個別化医療を適切に診断できる分子病理診断医の育成を進めており，臨床医と病理医が共通に問題点を理解し，適切な診断を行うことができるようにするべきと考えている。

コンパニオン診断の課題

コンパニオン診断の課題に関しては様々な意見があるが，本稿では①ゲノム診断パネルの登場とコンパニオン診断，②検体の精度管理の重要性，ならびに③診療報酬制度の整備について簡単に述べる。

1．ゲノム診断パネルとコンパニオン診断

ゲノム情報を基に治療法を決定することにより，個別化医療が進んできている。特に肺腺癌の治療選択には，*EGFR*，*ALK*，*ROS1*などの遺伝子変異情報を基に実際の分子標的治療が行われている。一般に，体細胞遺伝子変異に関しては，どのような技術で検出するかが重要になると考えられるが，その検出感度が異なる技術を用いた検査においても臨床的有用性を調べる必要があると考えられる。

2．検体の精度管理の重要性

病理検体からの適切なコンパニオン診断を行うためには，病理検体の適切な管理が重要な課題である。一般に病理診断のための検体管理としては，①プレアナリティカル（Pre-analytical），②アナリティカル（Analytical），そして③ポストアナリティカル（Post-analytical）の各相に分けて管理される。適切なコンパニオン診断のための精度管理・解析の方法に関しては，コンパニオン診断を提供した製薬企業および診断薬企業が適切に作成することから，診断にあたっては，これを適切に理解し，したがうことが重要である。先に述べたように，もともと適切な検体を用いずに適切な診断を行うことは不可能であることからも，プレアナリティカルにおける検体管理の重要性は明らかである。コンパニオン診断では，通常の診断における検体の取り扱いそのものから変更しなければならないことも出てくる。このため，これら分子標的の評価を適切に管理する病理医である分子病理診断医を教育・育成する必要がある。分子病理診断医の育成に関しては，現在日本病理学会で育成プログラムを作成し，適切な人材を教育していくシステム構築を検討している。

3．診療報酬制度の整備

もうひとつの課題はコンパニオン診断における薬事承認と保険収載のルールの制定の必要性である。現在の保険収載によれば，第3部検査の項目における悪性腫瘍遺伝子検査と，免疫染色を中心にした第13部の病理診断に分かれている。特に遺伝子検査については，

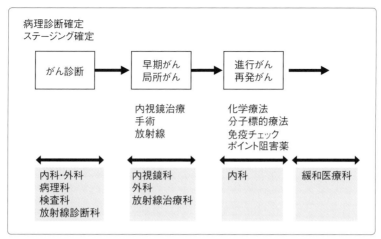

図2a　現在のがん診療の流れ

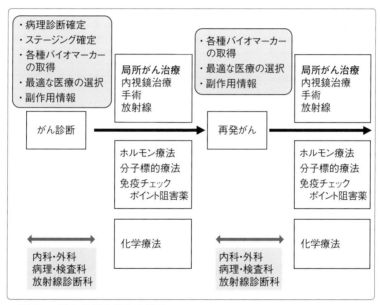

図2b　将来のがん診療の流れ

現在，保険報酬の部分で明確なルールが存在しておらず，薬剤と共に開発されたコンパニオン診断が報酬上既存の検査と同じになる場合があり，高額のコンパニオン診断薬の開発に適していない。現在，コンパニオン診断薬の開発から承認までの整備がやっと整ってきた。今後の個別化医療の進展のためにも，コンパニオン診断薬の保険収載に関する早急で適切なルール制定が求められる。

コンパニオン診断の将来への展望とプレシジョンメデイスン

コンパニオン診断薬はこれまでの開発の経過の中で最終的に薬剤と同じ開発を求められてきている。実際の薬剤開発の中においては，分子標的治療薬などその薬剤機構の有効性を考えると同時にどのような患者に最も適した治療法を提供できるかが決まり，コンパニオン診断薬の開発が行われるものが理想的であ

る。それと同時に，個別化医療またはプレシジョンメディスンとして，がんと診断されたときから，個々の患者に最も適切な標準治療が行われることが予想される。

現在のがん医療の流れは図2aに示すように，がんと診断された時点において，がん進展が局所に留まっていると判断される早期には内視鏡や外科を中心とした局所療法が行われ，採取された標本の病理学的な治療の評価とステージングにより，追加の治療が考慮される。がん再発時または発見時にがんが他臓器に転移しているような進行がんなど，局所治療が適応されない患者に関しては，現在コンパニオン診断を行い，最適な治療法を選択している。

図2bに将来の個別化されたがん治療（プレシジョンメディスン）における診療の流れを示す。がん診断時にがん細胞およびがん組織，そして患者個人の有する様々な情報を統合し，その情報を基に患者のその後の臨床経過をできるだけ正確に把握し，がんが進行する各段階で最も適切な治療の選択を行うことが望まれる。具体的にはがん診断時および再発・進行時に取得したバイオマーカー情報を統合して，その患者の状態に最も適切な治療法を決定し治療を行うことになると考えられる。したがって，これらのバイオマーカー情報によって治療法を決定することは，コンパニオン診断と同等の意義を持つものと考えられる。

プレシジョンメディスンを実行するということは，がんと診断されたときに，がん組織や患者から得られる様々なバイオマーカーを把握統合して，最も適切（最も臨床的に有効）と考えられる診断を行うこと，すなわち現在の薬剤の選択に必要なコンパニオン診断と同じ概念を臨床に導入することになると考えられる。

バイオマーカーの組み合わせによる診断が，コンパニオン診断と同じことになるならば，近い将来において，これらのバイオマーカーの組み合わせの臨床的有効性を明確にするための検証システムが必要となる可能性は極めて高い。

■ 文　献 ■

1）登　勉：コンパニオン診断薬／コンパニオン診断検査の現状と課題. medicina 52：22-25（2015）

ヴァン メディカルの好評書

女性のがんの治療

2017年6月刊　岩手医科大学医学部産婦人科学講座教授　杉山　徹 編

B5判 ／ 116頁 ／ 並製本 ／ 定価（本体2,000円+税） ／ 送料実費

- 女性特有の、しかも罹られる方が大変多い「婦人科がん」や「乳がん」になった患者さんのために編まれた治療解説書です。
- 患者さん目線で語る専門医の解説。がんへの理解を深め、ご自身に合った治療をみつけるために最適の内容です。
- 実臨床でがんの診断・治療を受ける患者さんに行うインフォームドコンセント。その際にも是非お使い頂きたい本です。

◆ 本書で解説しているがんは、「卵巣がん」「卵管がん」「腹膜がん」「子宮頸がん」「子宮体がん」「外陰がん」「腟がん」そして「乳がん」です。

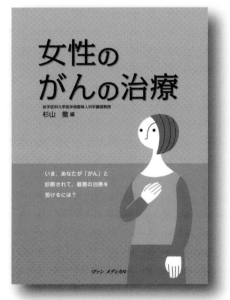

ISBN978-4-86092-127-9

本書のおもな内容

1. 「あなたの病気は、がんです」と診断された方へ
2. まずは、あなたのかかったがんのことを知ってください
3. 次に、女性のがんのこと、治療への不安を解決しておきましょう
4. あなたの病気に対しては、現在このような治療が行われています
5. 手術をされる患者さんに知っていただきたいこと
6. 放射線治療を受ける患者さんに知っていただきたいこと
7. 薬剤の治療を受ける患者さんに知っていただきたいこと
8. 緩和医療を希望される患者さんに知っていただきたいこと
9. さあ、ご自分の治療を選択しましょう。でも、その前に―治療のことをもうちょっとだけ詳しく
10. がんへの治療を終えられた（がんを取りきった）患者さんへ

株式会社 ヴァン メディカル

〒101-0051　東京都千代田区神田神保町2-40-7 友輪ビル
TEL：03-5276-6521　FAX：03-5276-6525　http://www.vanmedical.co.jp

別冊　臨床腫瘍プラクティスⅢ　がん治療におけるコンパニオン診断	
2018年9月5日発行　　　　一部定価（本体2,000円＋税）〔送料実費〕	
編集主幹　坂田　優（三沢市立三沢病院事業管理者）	
編集委員　佐藤太郎（大阪大学大学院医学系研究科先進癌薬物療法開発学寄附講座教授）	
発行人　伊藤秀夫	
発行所　株式会社　ヴァンメディカル	
〒101-0051　東京都千代田区神田神保町2-40-7　友輪ビル	
TEL　03-5276-6521　FAX　03-5276-6525　振替口座　00190-2-170643	
ホームページ：http://www.vanmedical.co.jp	

©2018 by Van Medical Co., Ltd. Printed in Japan　　　　印刷・製本　広研印刷株式会社
ISBN978-4-86092-505-5 C3047

・本誌に掲載する著作物の複製権・上映権・譲渡権・公衆送信権（送信可能化権を含む）は株式会社ヴァンメディカルが保有します。
・JCOPY ＜(社)出版者著作権管理機構　委託出版物＞
　本誌の無断複製は著作権法上での例外を除き禁じられています。複製される場合は，そのつど事前に，(社)出版者著作権管理機構（電話 03-3513-6969，FAX 03-3513-6979，e-mail：info@jcopy.or.jp）の許諾を得てください。